101

USOS INCREÍBLES

del

AJO

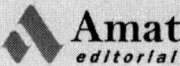

Amat Editorial, sello editorial especializado en la publicación de temas que ayudan a que tu vida sea cada día mejor. Con más de 400 títulos en catálogo, ofrece respuestas y soluciones en las temáticas:

- Educación y familia.
- Alimentación y nutrición.
- Salud y bienestar.
- Desarrollo y superación personal.
- Amor y pareja.
- Deporte, fitness y tiempo libre.
- Mente, cuerpo y espíritu.

E-books:
Todos los títulos disponibles en formato digital están en todas las plataformas del mundo de distribución de e-books.

Manténgase informado:
Únase al grupo de personas interesadas en recibir, de forma totalmente gratuita, información periódica, newsletters de nuestras publicaciones y novedades a través del QR:

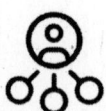

Dónde seguirnos:

 | @amateditorial

   | **Amat Editorial**

Nuestro servicio de atención al cliente:
Teléfono: **+34 934 109 793**
E-mail: **info@profiteditorial.com**

SUSAN BRANSON

101

USOS INCREÍBLES

del

AJO

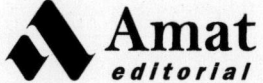

La edición original de esta obra ha sido publicada en inglés por Familius, con el título *101 amazing uses for garlic*, de Susan Branson.

© Susan Branson, 2025
© Profit Editorial I., S.L., 2025
  Amat Editorial es un sello de Profit Editorial I., S.L.
  Travessera de Gràcia, 18-20, 6.º 2.ª. 08021 Barcelona

Diseño de cubierta: XicArt
Maquetación: Jordi Villafranca Baldrich

ISBN: 978-84-19870-77-3
Depósito legal: B 5462-2025
Primera edición: Abril de 2025

Impresión: Gráficas Rey
Impreso en España – *Printed in Spain*

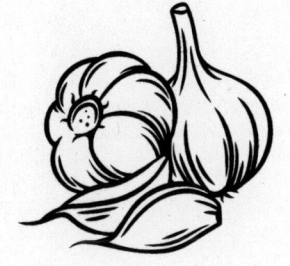

ÍNDICE

CAPÍTULO 2: DALE VIDA A TU BIENESTAR

CAPÍTULO 3: COMBATE LAS PLAGAS

CAPÍTULO 4: OTROS USOS EXTRAORDINARIOS

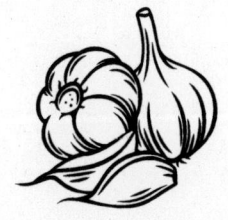

INTRODUCCIÓN
EL AJO, UNA PLANTA MUY APRECIADA

——

El ajo es una planta muy parecida a la de la cebolla, la cebolleta, el puerro o la chalota. Crece bajo tierra en forma de bulbo y está recubierta de una piel papilosa; el bulbo se divide en secciones llamadas *dientes*. Los dientes, de color blanco o amarillo crema, son la parte del ajo que se utiliza en la cocina y con fines medicinales. Su olor es inconfundible y, una vez que se huele por primera vez, nunca se olvida su maravilloso aroma único. Cuando se pica o se hace puré, su esencia es fuerte, picante y especiada. Cuando se cocina, el sabor se suaviza.

El ajo contiene más de dos mil compuestos biológicamente activos, pero su sabor y aroma proceden de un compuesto azufrado llamado *aliina*. Este constituye hasta el 1,15 % de los dientes de ajo enteros y frescos, pero el ajo seco puede contener cantidades aún mayores. La aliina es inestable, por lo que en cuanto se corta o machaca el diente de ajo, la enzima alinasa se libera de las células y actúa sobre la aliina para convertirla en alicina, el compuesto que produce el olor. El característico olor a ajo puede permanecer en el aliento durante horas. Para reducir su intensidad, consume inmediatamente hojas de menta, hojas de lechuga crudas o manzana cruda.[1] Estos alimentos tienen sustancias químicas que neutralizan los compuestos causantes del desagradable olor.

Se cree que los compuestos que contienen azufre y sus derivados son los principales responsables de la gran actividad biológica del ajo, pero hay otros en la planta que también tienen funciones terapéuticas. El ajo presenta actividad antimicrobiana, antiinflamatoria y antioxidante. Mejora la circulación, reduce los niveles de glucosa en sangre, ataca las células cancerosas y protege el hígado y el sistema nervioso. El ajo ha sido y sigue siendo objeto de numerosas investigaciones con la esperanza de determinar todo el potencial que esta planta tiene para la salud.

EL ATRACTIVO UNIVERSAL DEL AJO A LO LARGO DEL TIEMPO

—

El ajo es una de las plantas cultivadas más antiguas, con origen en Siberia o Asia central; hay registros de su uso de hace más de cinco mil años. Tras su descubrimiento, su popularidad se extendió rápidamente a distintas tierras y culturas. A lo largo de los siglos, se utilizó como alimento, medicina e incluso como moneda. Se usaba en prácticas de misticismo y encantamiento. Los egipcios colocaban figuras de arcilla con la forma de bulbos de ajo en las tumbas, presumiblemente para utilizarlos como regalos para los dioses o como reservas para la otra vida. Es el caso, por ejemplo, de la tumba del rey Tutankamón.[2] Los vivos también saboreaban el ajo y lo utilizaban para pagar a los trabajadores que construían las pirámides.[3] Estos esclavos comían ajo creyendo que les daba fuerza y sustento. En cambio, no ocurría así entre los miembros de la clase alta.

Preferían utilizar el ajo con fines medicinales y místicos. Uno de los documentos médicos egipcios más antiguos, el *Codex Ebers*, menciona el uso del ajo para el malestar general, los parásitos y los trastornos circulatorios. También lo utilizaban como moneda. Quince libras de ajo valía un esclavo varón sano.

Los antiguos griegos continuaron, como los egipcios, usando el ajo para aumentar el vigor; se lo daban a sus soldados antes de partir a la batalla. Los atletas que compitieron en las primeras Olimpiadas lo utilizaban para mejorar su rendimiento.[4] No es de extrañar que Hipócrates conociera bien las propiedades del ajo y lo recetara para tratar problemas pulmonares y tumores abdominales, así como para desintoxicar el organismo.[5] Aunque era un ingrediente frecuente en la dieta de los griegos, su olor no era bien recibido en todas partes. Si a alguien que deseaba entrar en los templos para rendir culto le olía el aliento a ajo, se le prohibía el acceso. Los romanos adoptaron muchas prácticas médicas griegas y continuaron con la tradición de incluir ajo en la alimentación de sus soldados y marineros.[6] Dioscórides, la principal autoridad médica de los romanos, propuso el uso del ajo para las mordeduras de animales, los problemas articulares y los problemas circulatorios.[7]

En China, el ajo era un alimento básico en la dieta diaria y se utilizaba como conservante de alimentos. Los registros de la medicina china muestran un uso temprano del ajo para trastornos mentales y emocionales, como la depresión, el insomnio y la fatiga.[8] La antigua medicina india (ayurvédica, unani y tibbi) utilizaba mucho el ajo, aunque las clases altas brahmánicas lo evitaban. Las castas inferiores, sin embargo, aprovechaban al máximo sus propiedades curativas para tratar infecciones y heridas y como afrodisiaco.[9]

Cuando llegó a Europa, fueron los monjes quienes cultivaron la planta y mantuvieron el conocimiento de sus usos terapéuticos. Al igual que se había estado haciendo hasta entonces, el ajo se administraba a quienes realizaban trabajos físicamente exigentes para aumentar su fuerza y productividad. También las clases altas europeas consideraban que el ajo no era apto para el consumo. Sin embargo, es posible que cambiaran de opinión durante la Gran Peste, cuando muchos lo utilizaron para protegerse de las infecciones.[10] Los médicos empezaron a llevar consigo dientes de ajo para disimular el olor a enfermedad y putrefacción.[11] Su uso con fines medicinales fue creciendo con el tiempo y se recomendaba para diversos problemas de salud. Incluso los ricos llegaron a reconocer y valorar los beneficios del ajo, a pesar de seguir evitándolo en su dieta. El folclore europeo atribuye al ajo el poder de alejar el «mal de ojo» y se utilizaba para mantener a raya a los vampiros. Con este fin, se llevaba ajo encima, se colgaba de las ventanas y se frotaba en las cerraduras y chimeneas.

El ajo llegó a Norteamérica con los exploradores franceses y portugueses, aunque los nativos americanos ya utilizaban un bulbo similar que crecía en estado salvaje. Hoy en día, la fascinación por el ajo y sus supuestos beneficios ha llevado a los investigadores a intentar validar los siglos de tradición y leyendas y a dar credibilidad a la multitud de casos que demuestran las propiedades curativas de esta planta.

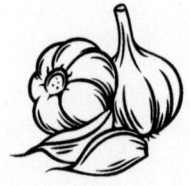

LO QUE HAY QUE SABER SOBRE LAS DISTINTAS FORMAS DEL AJO

—

Cuando compres ajos frescos, elige bulbos firmes, limpios y con la piel intacta. Asegúrate de que no tengan moho ni brotes verdes. Algunas variedades son blancas, mientras que otras tienen la piel morada o roja; ambas tienen un sabor intenso. Consumir dientes de ajo frescos en platos salados es una forma maravillosa de dar sabor a la comida y beneficiarse de sus propiedades medicinales. Aunque a muchas personas les encanta su sabor, no disfrutan del aliento que deja durante horas. Puede parecer que su penetrante olor incluso rezumara por los poros si se come en grandes cantidades. El ajo fresco también puede causar molestias gastrointestinales, como indigestión y flatulencias. Sin embargo, si lo toleras bien y te gusta en las comidas, haz acopio de cabezas de ajo y guárdalas en una bolsa de malla en un lugar fresco y seco. Se conservan hasta dos meses enteros a temperatura ambiente, aunque a temperaturas más bajas, en torno a los 15 grados centígrados, duran hasta cinco meses. Los dientes sueltos se preservan durante unos diez días, a menos que se pelen y troceen, en cuyo caso se pueden guardar refrigerados hasta una semana.

El ajo en polvo también se utiliza en la cocina y se obtiene secando al horno los dientes de ajo y moliéndolos. El polvo puede venderse en forma de pastillas como suplemento. La mayoría de la gente se atiene a la regla general de que las especias molidas tienen una duración de unos seis meses, pero muchas pueden conservarse hasta tres años, sobre todo si se guardan en un lugar fresco y seco. Los beneficios terapéuticos del ajo en polvo pueden disminuir en comparación con el ajo fresco porque se cree que el compuesto bioactivo alicina y sus derivados desaparecen con el secado. El ajo en polvo aún contiene aliina y alinasa, pero no se ha establecido la capacidad de la aliina para convertirse en alicina en el organismo. No obstante, en su forma en polvo, el ajo tiene otros componentes útiles, aunque no en toda la variedad que tiene en fresco.

El aceite de ajo se obtiene añadiendo dientes de ajo o ajo en polvo a aceite vegetal. Este aceite puede utilizarse en recetas o envasarse en cápsulas de gelatina blanda y venderse como suplemento. En esta forma, el ajo está muy diluido y no se recomienda para fines terapéuticos por su escasa potencia y su alto contenido en grasa. El aceite de ajo puede conservarse en el congelador durante varios meses o en el frigorífico hasta cuatro días. No debe mantenerse a temperatura ambiente por el riesgo de botulismo. El aceite esencial de ajo se obtiene destilando al vapor ajo fresco machacado. Es muy fuerte tanto en olor como en efectos, por lo que debe diluirse. Dos gotas de aceite esencial de ajo en 30 ml de aceite portador es suficiente. El aceite esencial de ajo puede utilizarse por vía tópica, pero no debe ingerirse.

Quizá el tipo de ajo del que más se habla por sus beneficios terapéuticos es el ajo envejecido. Se corta en rodajas y se almacena hasta veinte meses en tanques de acero inoxidable que contienen una solución de etanol. El resultado es inodoro porque los compuestos inestables de azufre se convierten en otros más suaves que, según se afirma, son más beneficiosos y fáciles de absorber por parte del organismo. El ajo envejecido, además de presentar un mayor potencial antioxidante, ha demostrado tener una mayor eficacia medicinal. Los extractos de ajo envejecido se suelen envasar en cápsulas y se venden mucho como suplementos.

¿CUÁNTO PUEDO TOMAR SIN RIESGO?

—

El ajo fresco puede consumirse a diario y añadirse generosamente a alimentos y bebidas. Los suplementos también han demostrado ser seguros cuando se utilizan siguiendo las indicaciones. En los estudios se han administrado hasta 1.500 miligramos al día de ajo en polvo, hasta 7.200 miligramos al día de cápsulas de extracto de ajo envejecido y hasta 500 miligramos de aceite de ajo al día sin efectos secundarios graves. Todas las personas experimentan mal aliento, pero unos pocos desafortunados pueden sufrir también náuseas, acidez, gases, diarrea o vómitos. El ajo crudo aplicado directamente sobre la piel a veces causa irritación y molestias similares a las de una leve quemadura. Si intentas utilizar el ajo de este modo, haz primero una prueba en una zona pequeña y poco visible. Sin embargo, cuando el ajo se añade a dentífricos, geles o enjuagues bucales, esta respuesta es inusual, a menos que la persona sea muy sensible o alérgica al ajo. Las mujeres embarazadas y en periodo de lactancia pueden disfrutar del ajo en las cantidades que se encuentran normalmente en los platos, pero deben evitar cantidades terapéuticas superiores. El mismo consejo se aplica a los niños.

El ajo puede interferir con algunos de los medicamentos utilizados para ayudar a controlar determinadas afecciones médicas. En ocasiones reduce la absorción y aprovechamiento de la isoniazida, un antibiótico utilizado en el tratamiento de la tuberculosis. El atazanavir y el saquinavir, para el tratamiento del VIH, se ven influidos de la misma manera. Los medicamentos para ralentizar la coagulación de la sangre, como la warfarina, tomados junto con el ajo, pueden aumentar la posibilidad de hemorragias. Este efecto también ocurre con la toma de antihipertensivos, ya que también el ajo puede reducir la tensión arterial, aumentando el riesgo de hipotensión.

Hay que tener cuidado al combinar el ajo con otras especias que ralentizan la coagulación de la sangre. Entre ellas se encuentran el jengibre, el clavo, el *ginkgo*, la cúrcuma y la angélica. El aceite de pescado y la vitamina E también presentan este riesgo. Otros productos tienen la capacidad del ajo de reducir la tensión arterial, por lo que hay que tener cuidado al combinar ajo con uña de gato, coenzima Q-10 u ortiga. Asegúrate siempre de conocer todos los efectos que las hierbas, especias, vitaminas y suplementos tienen sobre el organismo para evitar inconvenientes no deseados y potencialmente peligrosos.

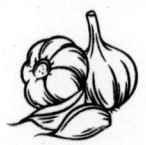

CAPÍTULO 1

POTENCIA TU SALUD

—

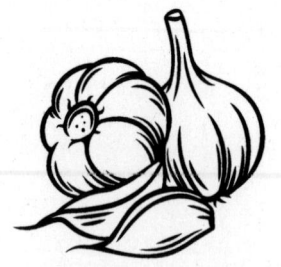

1. AFECCIONES MAMARIAS BENIGNAS

—

Algunas de las pruebas de cribado utilizadas para detectar lesiones palpables o anomalías del tejido mamario son los exámenes clínicos, las mamografías y las resonancias magnéticas. Cuando estas anomalías se investigan más a fondo y se diagnostican como benignas, se denominan *afecciones mamarias benignas*. En realidad, este término engloba varios tipos diferentes de afecciones: hiperplasia (crecimiento excesivo de células que se produce principalmente en el interior de los conductos galactóforos), quistes (sacos llenos de líquido), fibroadenomas (tumores sólidos benignos) y adenosis esclerosante (pequeños bultos mamarios). Estos tumores pueden parecer cancerosos en la exploración inicial, pero la biopsia descarta el cáncer. Algunas de estas afecciones pueden causar dolor, requerir cirugía o aumentan el riesgo de desarrollar cáncer de mama. El objetivo del tratamiento es aliviar los síntomas.

En un estudio se administró un suplemento dietético con 150 miligramos de ajo en polvo y vitaminas dos veces al día a pacientes con alguna afección mamaria benigna. Al cabo de seis meses, se redujeron el dolor y los síntomas palpables de la fibromatosis mamaria (un tipo de tumor benigno de mama).[12] Para las mujeres que las sufren y se plantean tomar analgésicos, consumir ajo a diario puede ser una forma segura y no agresiva de encontrar alivio.

2. ALOPECIA AREATA (CAÍDA IRREGULAR DEL CABELLO)

—

El vello crece en todo el cuerpo, excepto en las palmas de las manos y las plantas de los pies. Aunque muchas personas dedican incontables horas y dinero a eliminar el vello del cuerpo, se dedica el mismo esfuerzo a conservar y mantener el pelo de la cabeza. Una cabello sano y lustroso es un signo de belleza y una forma de expresión personal. La caída del cabello es común en los hombres e incluso puede darse en mujeres y niños. Cuando una persona padece una enfermedad llamada *alopecia areata*, el pelo tiende a caerse en parches redondos. Es más frecuente en la cabeza, pero puede aparecer en cualquier parte del cuerpo. Se debe a que el sistema inmunitario ataca los folículos pilosos, provocando la caída del cabello. Sin embargo, estos folículos permanecen vivos y pueden reactivarse en el futuro y volver a crecer el pelo. La experiencia de cada persona es única y la caída y el crecimiento del cabello pueden ser impredecibles o cíclicos. La alopecia areata no tiene cura. Las formas más leves de la enfermedad pueden tratarse estimulando los folículos pilosos para favorecer su crecimiento o impidiendo que el sistema inmunitario los ataque. Las personas con casos más graves pueden optar por medicamentos orales o inyectables para conseguir estos resultados, aunque no funcionan por igual a todo el mundo.

Uno de los medicamentos utilizados para tratar la alopecia areata es el valerato de betametasona. La eficacia de este fármaco mejora significativamente cuando se utiliza en combinación con el ajo. En un estudio en el que participaron hombres y mujeres con alopecia areata se observó que el 95 % de los pacientes que se aplicaban a la vez valerato de betametasona y gel de ajo en la piel obtenían mejores resultados. Al cabo de tres meses, aumentó el número de hombres con más pelo, disminuyó el número de vello terminal y se redujo el tamaño de las calvas. Estas respuestas fueron significativamente mejores que las observadas en el grupo placebo.[13] La mezcla de ajo con medicamentos tópicos para la alopecia puede reducir la caída del cabello —cuando se produce en parches— sin efectos secundarios adicionales.

3. ARTRITIS REUMATOIDE

La artritis reumatoide es un trastorno autoinmune en el que el sistema inmunitario ataca por error a sus propios tejidos corporales. El revestimiento de las articulaciones se inflama provocando dolor y, con el tiempo, puede llevar a sufrir erosión ósea y deformidad articular. Los síntomas pueden extenderse a otros tejidos corporales no articulares. Se desconoce la causa de esta enfermedad, pero se sospecha que hay un componente genético combinado con desencadenantes ambientales. Esta enfermedad crónica no tiene cura y se trata principalmente con medicamentos. Pueden recetarse antiinflamatorios no esteroideos, esteroides o fármacos antirreumáticos modificadores de la enfermedad para reducir el dolor, la inflamación y el daño articular. Los posibles efectos secundarios son problemas digestivos, daños hepáticos y renales, problemas cardiacos, debilitamiento de los huesos, diabetes, aumento de peso e infecciones pulmonares graves.

El ajo tiene propiedades antiinflamatorias que pueden aliviar la hinchazón y el dolor de las articulaciones afectadas por la artritis reumatoide. En un estudio ruso se suplementó a quince pacientes de artritis reumatoide con un preparado de ajo entre cuatro y seis semanas. Un grupo de control similar recibió terapia antirreumática convencional. Al final del ensayo, el 86,5 % de los pacientes que habían consumido los comprimidos de ajo notaron mejoras en algunos de sus síntomas. En cambio, el grupo de control obtuvo peores resultados.[14]

El ajo también tiene actividad antioxidante y puede reducir el estrés oxidativo y las lesiones causadas por los radicales libres en las articulaciones. El metotrexato es un fármaco utilizado para tratar los síntomas de la enfermedad, pero puede dañar los riñones. Tras siete días de tratamiento con ajo en un estudio con ratas a las que habían inyectado metotrexato se descubrió que la actividad antioxidante del ajo protegía los riñones y evitaba cambios en la estructura renal.[15] El ajo puede utilizarse solo para reducir los síntomas de la artritis reumatoide o en combinación con la terapia farmacológica convencional para paliar los efectos secundarios.

4. ARTROSIS

La artritis es una de las causas de discapacidad más frecuente en los países desarrollados (de hecho, afecta a más del 1% de la población mundial). La artrosis es uno de los dos tipos más comunes y se caracteriza por la inflamación de las articulaciones. Las articulaciones proporcionan la unión entre los huesos que permite el movimiento y están amortiguadas por un cartílago para permitir que la articulación se mueva con suavidad y facilidad. La artrosis provoca la rotura del cartílago e inflamación. Se sufre de exceso de líquido en la articulación, lo que lleva a que se padezca una hinchazón. Esta enfermedad afecta a muchas personas a medida que envejecen debido al desgaste natural. La herencia también influye, al igual que las lesiones por traumatismos o enfermedades. Los afectados sufren dolor, crujidos, rigidez e hinchazón articular, y ven reducida su amplitud de movimiento, sobre todo en las manos, pies, columna vertebral, caderas y rodillas. Se recomienda reducir la tensión del cartílago articular para aliviar algunos de los síntomas. Esto implica perder peso y evitar ciertas actividades. El objetivo del tratamiento es reducir el dolor y la inflamación para permitir un movimiento más cómodo. Los medicamentos se toman en forma de pastillas, cremas, geles e incluso inyecciones en la articulación afectada. Los efectos secundarios suelen ser molestias gastrointestinales, como malestar estomacal, diarrea o úlceras.

Los tratamientos para la artrosis suelen incluir compuestos antiinflamatorios. El sulfuro de dialilo del ajo es uno de estos compuestos y se demostró que reduce la respuesta inflamatoria en el tejido articular.[16] Estos resultados los respaldó otro estudio, un análisis dietético en un gran grupo de gemelos. Este reveló que un consumo elevado de ajo protegía contra el desarrollo de la artrosis al inhibir la expresión de enzimas que degradan la matriz cartilaginosa en las células del cartílago sano.[17] Si padeces artrosis, añade ajo a la dieta para reducir la inflamación y el dolor articular.

5. ASMA
—

El asma es una enfermedad crónica que implica la inflamación de las vías respiratorias que conducen a los pulmones. Cuando se exponen a desencadenantes (sustancias químicas o situaciones que afectan al organismo), las vías respiratorias se hinchan y producen mucosidad adicional. El paso del aire se estrecha y la respiración se hace más difícil. Los síntomas incluyen tos, falta de aire, sibilancias y dolor en el pecho. Cualquier persona puede desarrollar asma, aunque algunas están genéticamente predispuestas a padecerla. Los desencadenantes pueden ser alérgenos, procedentes del entorno o de los alimentos, u otras sustancias, como el humo o la contaminación, así como los cambios meteorológicos. Aprender cuáles son sus desencadenantes específicos es muy útil para controlar la dolencia. Los médicos suelen recetar medicamentos de control, como corticoesteroides y agonistas beta de acción prolongada, y a veces modificadores de los leucotrienos, para ayudar a controlar la enfermedad. Los agonistas beta de acción corta se prescriben para aliviar rápidamente los síntomas relajando y abriendo las vías respiratorias.

Debido al creciente y alarmante aumento de casos de asma en niños y adultos, es más importante que nunca encontrar formas de controlar esta enfermedad sin recurrir en exceso a los medicamentos de control. El ajo se perfila como un potencial terapéutico. Uno de los principales compuestos azufrados del ajo, el disulfuro de dialilo, se estudió con pacientes de asma alérgica. Se consiguió reducir la inflamación, la sobreproducción de mucosidad y los niveles de anticuerpos inmunoglobulina E (IgE) en los pulmones.[18] Los anticuerpos IgE se producen cuando el organismo reconoce un alérgeno y activa la respuesta, lo que para los asmáticos implica un notable estrechamiento de las vías respiratorias. Otro estudio demostró que el extracto de ajo envejecido inyectado en el peritoneo de ratones disminuía significativamente la inflamación de las vías respiratorias.[19] Estos resultados sugieren que el ajo puede utilizarse para reducir la constricción de las vías respiratorias y la producción de mucosidad para facilitar la respiración en pacientes asmáticos.

6. ATEROSCLEROSIS

Cuando se acumula placa en el interior de las arterias, se produce lo que se conoce como aterosclerosis. Esta placa se compone de colesterol, grasa, calcio, productos de desecho celular y fibrina, una proteína que interviene en la coagulación de la sangre. Con el tiempo, la placa se acumula en la pared arterial y se endurece. La abertura de la arteria se estrecha, reduciendo el flujo de sangre oxigenada al organismo. Puede afectar a las arterias del corazón, el cerebro, los brazos, las piernas, los riñones o la pelvis. Si un fragmento de placa se desprende y es transportado a otra parte del cuerpo, puede atascarse en una arteria más pequeña y cortar el flujo sanguíneo. A veces se forman coágulos de sangre en la superficie de la placa y bloquean la arteria por completo. Si la obstrucción afecta al corazón, se produce un infarto; si es en la cabeza, se produce un ictus.

La aterosclerosis puede comenzar en la infancia, pero lo más frecuente es que se manifieste más tarde. El tabaquismo, el sedentarismo, la hipertensión arterial, la mala alimentación y la genética son factores de riesgo que suelen conducir a su desarrollo. A menudo se requieren cambios en el estilo de vida y una atención médica continuada para minimizar los daños y controlar la enfermedad.

La oxidación del colesterol de lipoproteínas de baja densidad (LDL) contribuye al desarrollo de la aterosclerosis. El extracto de ajo envejecido y uno de sus principales componentes, la S-alil-cisteína, previnieron significativamente el daño arterial por oxidación de LDL y protegieron contra el daño de la membrana celular, evitando la subsiguiente muerte celular.[20] Los volúmenes de placa medidos en las arterias carótidas y femorales de 152 sujetos determinaron que la ingesta de altas dosis de ajo en polvo puede reducir el volumen de placa hasta en un 18 %.[21] Los adultos sanos que tomaron más de 300 miligramos de polvo de ajo durante al menos dos años redujeron la rigidez aórtica relacionada con la edad.[22] El consumo regular de ajo puede ayudar a controlar la aterosclerosis al reducir el daño celular, la formación de placa y el endurecimiento de las arterias.

7. BRONQUITIS

La bronquitis es una enfermedad respiratoria caracterizada por la inflamación del revestimiento de las vías bronquiales de los pulmones. La bronquitis aguda puede ser consecuencia de un resfriado u otra infección que provoque la inflamación de las membranas mucosas y el estrechamiento de las vías respiratorias. La bronquitis crónica es más grave y consiste en una inflamación constante del revestimiento de los bronquios, causada en la mayoría de los casos por el consumo de tabaco. Las personas con bronquitis tienen accesos de tos y a menudo expectoran mucosidad. Otros síntomas son dolor torácico, fiebre, escalofríos y fatiga. La bronquitis aguda suele desaparecer por sí sola al cabo de poco tiempo, mientras que la de tipo crónico persiste y suele requerir medicamentos para la tos, inhaladores para el asma o antibióticos si se sospecha una infección bacteriana.

Los virus que causan los resfriados en adultos y niños suelen producir síntomas leves. Pero a veces el organismo no puede combatirlos en las fases iniciales de la infección y aparece la bronquitis, cuando decimos que «se agarra al pecho». Para evitarlo, el sistema inmunitario debe funcionar bien. El ajo lo refuerza y, además, tiene propiedades antivirales. Puede ayudar a evitar que un resfriado se convierta en bronquitis. En un estudio, las personas que tomaron un suplemento de ajo una vez al día durante doce semanas en la temporada de resfriados y gripe se contagiaron mucho menos y, en caso de infección, se recuperaron más rápido que los del grupo de control que no habían estado tomando el suplemento de ajo.[23] Para tratar de evitar una infección bronquial o para recuperarte antes, toma este preparado:

PREPARADO DE AJO PARA PREVENIR INFECCIONES RESPIRATORIAS

- 6 dientes de ajo pelados y picados
- 4 cucharadas de miel
- 2 cucharadas de vinagre de sidra de manzana
- 4 cucharadas de agua filtrada

1. Mezcla todos los ingredientes en un tarro de cristal hermético con tapa y agita enérgicamente, hasta que se mezclen bien.
2. Toma una cucharadita del preparado cada cuatro horas, hasta que remitan los síntomas.

8. CÁNCER COLORRECTAL

La mayoría de los tipos de cáncer colorrectal comienzan con la formación de pólipos (crecimientos anormales) en el intestino grueso. Se trata de pequeños grupos de células que crecen en el revestimiento interno del colon; pueden tener forma tubular, plana o de seta. Son muy frecuentes y su prevalencia aumenta con la edad. Más de un tercio de las personas mayores de sesenta años tienen al menos un pólipo. Varían en número, tamaño y localización. El tipo más común se denomina *pólipo adenoma*, que tiene el potencial de convertirse en cáncer. Cuanto más grande es, con mayor probabilidad se convertirá en cáncer. Tener tres o más de estos pólipos, aunque sean benignos, aumenta la posibilidad de que se desarrollen pólipos cancerosos en el futuro. Algunos trastornos hereditarios, como la poliposis adenomatosa familiar (PAF), causan cientos o miles de pólipos, normalmente en la adolescencia. Si no se tratan, hay un alto rieso de que se acabe padeciendo cáncer. En las primeras fases, es frecuente la ausencia de síntomas, pero, a medida que la enfermedad avanza, los pacientes experimentan cambios en los hábitos intestinales, hemorragia rectal, dolor abdominal, fatiga y una pérdida de peso inexplicable. Como en la mayoría de los tipos de cáncer, el tratamiento suele consistir en radioterapia, quimioterapia, cirugía o una combinación de ellas.

El cáncer colorrectal es el tercer tipo de cáncer más frecuente en el mundo. La detección precoz aumenta enormemente las probabilidades de superar esta enfermedad, pero puede pasar desapercibida durante largos periodos de tiempo. Un producto natural, como el ajo, proporciona protección. El extracto de ajo envejecido puede reducir la incidencia del cáncer al suprimir el crecimiento y la multiplicación de los pólipos. Esto se descubrió en un ensayo clínico de doce meses de duración con pacientes con pólipos colorrectales en el intestino grueso. Los pacientes que tomaron altas dosis de extracto de ajo envejecido redujeron significativamente el tamaño y el número de sus pólipos. Al grupo de control no le fue tan bien y experimentó un aumento del número de pólipos.[24] El ajo crudo, envejecido y cocido, es eficaz y en varios estudios se observó una reducción del riesgo del 30 %.[25]

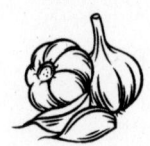

9. CÁNCER DE ESÓFAGO

El tubo largo que va de la garganta al estómago es el esófago. Transporta los alimentos para su digestión. Cuando las células que lo recubren mutan y empiezan a dividirse de forma descontrolada, puede desarrollarse un cáncer de esófago. Estas células se acumulan en tumores que siguen creciendo y pueden invadir los tejidos cercanos o extenderse a otras partes del cuerpo. Durante las primeras fases, no se notan síntomas. A medida que avanza, puede aparecer dificultad para tragar, pérdida de peso involuntaria, dolor torácico, indigestión o ronquera. El tabaquismo y el reflujo ácido sin tratar durante largo tiempo son factores de riesgo importantes. Normalmente se realiza una intervención quirúrgica para extirpar el tumor, a veces junto con quimioterapia y radioterapia. Los efectos secundarios de estos tratamientos incluyen infección, hemorragia, dolor al tragar o daño accidental de órganos cercanos.

Los efectos anticancerígenos del ajo se conocen desde hace tiempo. Su amplia gama de compuestos ricos en azufre es la principal responsable de estos beneficios. El ajoeno, presente en el ajo machacado, indujo en un estudio la muerte de una línea de células de cáncer de esófago humano e inhibió su proliferación.[26] El disulfuro de dialilo, otro compuesto azufrado del ajo, redujo significativamente la viabilidad de las células de cáncer de esófago impidiendo su multiplicación.[27] El consumo de ajo puede constituir una forma segura y eficaz de prevenir el cáncer de esófago en pacientes de alto riesgo o utilizarse como agente anticancerígeno en la terapia contra este tipo de cáncer.

10. CÁNCER DE MAMA
—

El cáncer de mama comienza cuando las células de la mama empiezan a crecer de forma descontrolada y forman un tumor. Los tumores son cancerosos si crecen y se extienden a otras zonas del cuerpo. Esta enfermedad es mucho más frecuente en las mujeres, pero los hombres también pueden padecerla. Las mamografías ayudan a detectar el cáncer antes de que aparezcan los síntomas. Si no se detecta a tiempo, puede provocar secreciones sanguinolentas por el pezón o cambios en la forma o textura de la mama o el pezón. En ocasiones también se percibe un bulto. El tratamiento puede consistir en radioterapia, quimioterapia o cirugía.

Se trata del cáncer más frecuente entre las mujeres y encontrar terapias nuevas y eficaces es fundamental para ayudar a aumentar las tasas de supervivencia. Esto es especialmente importante cuando se trata de tipos de cáncer de mama multirresistentes. El ajo puede ofrecer un nuevo enfoque terapéutico. En un estudio, siete derivados estabilizados de la alicina del ajo fueron capaces de detener el crecimiento de células de cáncer de mama, incluidas células multirresistentes.[28] Esto ofrece esperanza a quienes no responden a la quimioterapia. Otro compuesto estable, la salilmercaptocisteína, presente en el extracto de ajo envejecido, también fue capaz de inhibir el crecimiento y la proliferación de células de cáncer de mama.[29] El consumo oral regular de ajo en la dieta parece aconsejable y está respaldado por los resultados de un estudio iraní en el que se descubrió que un gran consumo de ajo reducía el riesgo de cáncer de mama entre las mujeres.[30]

11. CÁNCER DE PRÓSTATA

—

Se trata de un cáncer que se produce en la próstata del hombre, la pequeña glándula que produce el líquido seminal para nutrir y transportar los espermatozoides. Comienza cuando algunas células de la próstata mutan y empiezan a crecer y dividirse rápidamente. Viven mucho después de que mueran las células sanas de la próstata y se juntan para formar tumores. Estos tumores pueden crecer hasta invadir tejidos cercanos; algunas células anormales pueden desprenderse y extenderse a otras partes del cuerpo. Algunos tipos de cáncer de próstata crecen lentamente y permanecen circunscritos a la próstata. Suelen requerir un tratamiento y un seguimiento mínimos. En cambio, otros tipos pueden ser más agresivos y propagarse con rapidez. Estos necesitan tratamientos más invasivos y suelen consistir en cirugía, quimioterapia, radioterapia o terapia hormonal. Los casos avanzados pueden causar dificultad para orinar, sangre en el semen, disfunción eréctil y dolor óseo o pélvico.

Se han atribuido muchos beneficios para la salud a los compuestos azufrados del ajo, incluida la protección contra el cáncer de próstata. Se ha demostrado que el extracto de ajo inhibe el crecimiento y la multiplicación de líneas celulares de cáncer de próstata entre un 80 % y un 90 % tras tres días de exposición.[31] Los hombres que consumen ajo disminuyen su riesgo de desarrollar cáncer de próstata[32] y se ha descubierto que es más eficaz que la cebolla, que también contiene un gran número de compuestos azufrados. Tal vez la mayor eficacia del ajo sobre la cebolla se deba al compuesto S-alil-mercaptocisteína. Las líneas celulares de cáncer de próstata expuestas a él experimentaron una inhibición del crecimiento y una reducción de la viabilidad.[33] El ajo tiene el potencial de destruir las células de cáncer de próstata. Por lo tanto, puede utilizarse para reducir el riesgo de desarrollarlo y puede ser beneficioso para limitar el crecimiento y la propagación de esta enfermedad en las primeras fases. En estadios más avanzados, puede utilizarse en combinación con la terapia prescrita por el médico.

12. CÁNCER DE PULMÓN
—

Las personas que fuman, respiran humo del entorno, están expuestas durante largo tiempo a sustancias irritantes ambientales o tienen antecedentes familiares deben prestar especial atención a esta enfermedad. El tabaquismo es especialmente peligroso, ya que supone la primera causa de cáncer de pulmón, uno de los más mortíferos.

El cáncer de pulmón puede aparecer cuando se dañan las células que recubren los pulmones. Con el tiempo, dejan de funcionar con normalidad y puede aparecer la enfermedad. Hay dos tipos principales: el de células pequeñas, que se propaga rápidamente y representa hasta el 15 % de los tipos de cáncer de pulmón, y el de células no pequeñas, el más frecuente y que afecta al 85 % de las personas con diagnóstico positivo. En las fases iniciales hay pocos síntomas, pero, a medida que avanza, el cáncer de pulmón puede causar tos crónica, sibilancias, dolor torácico, dolor de cabeza y expectoración sanguinolenta. El tratamiento depende del estadio del cáncer y del estado general de salud de la persona. La quimioterapia, la radioterapia y la cirugía son opciones habituales para tratar de erradicar la enfermedad.

Un estudio realizado en China con 865 participantes descubrió que el consumo de ajo crudo está asociado a un menor riesgo de padecer cáncer de pulmón.[34] Se aislaron varios de los compuestos del ajo y se analizaron individualmente sus efectos sobre las células cancerosas de la enfermedad. El ajoeno, un compuesto azufrado del ajo, inhibió el crecimiento y la multiplicación de las células tumorales, pero no afectó a las células no cancerosas del pulmón,[35] lo que sugiere que la actividad del ajoeno es selectiva con las células cancerosas. En el estudio, la salilmercaptocisteína, un compuesto estable y soluble en agua y presente en el extracto de ajo envejecido, impidió que el carcinógeno benzopireno, uno de los principales componentes del humo del tabaco, indujera actividad cancerígena en células pulmonares humanas.[36] Por lo tanto, el ajo en estado natural o en sus compuestos activos son agentes quimioterapéuticos prometedores para el cáncer de pulmón.

13. CÁNCER DE VEJIGA

La vejiga es un órgano hueco con forma de globo situado en la pelvis que almacena la orina una vez que ha salido de los riñones. Tiene paredes musculares flexibles que se contraen para expulsar la orina. Las células que recubren estas paredes pueden mutar y crecer sin control, formando finalmente un tumor. Si no se controla, este cáncer puede extenderse a los ganglios linfáticos u otras partes del cuerpo. La mayoría de los casos se detectan en las primeras fases y se sospecha cuando hay sangre en la orina acompañada de dolor pélvico o de espalda. También puede producirse micción frecuente y dolorosa. Dependiendo de lo avanzado que esté el cáncer, suele aconsejarse la cirugía para extirpar el tumor. A veces se extirpa toda la vejiga y otras solo una pequeña parte de ella. Antes o después de la intervención

SALUD

BIENESTAR

PLAGAS

OTROS USOS

puede administrarse quimioterapia y radioterapia para destruir las células cancerosas.

El ajo es una planta natural con una amplia gama de efectos favorables. Se ha de consierar su uso en el tratamiento o la prevención del cáncer de vejiga. Estimula el sistema inmunitario para que produzca compuestos que eliminen los carcinógenos y protege contra el debilitamiento de la inmunidad por la quimioterapia y la radiación.[37] En pruebas de laboratorio, se ha demostrado que el trisulfuro de dialilo del ajo suprime la migración y la invasión de las células cancerosas de la vejiga.[38] Parece ser que contiene la propagación del cáncer, lo que daría al paciente mayores posibilidades de recuperación. En otro estudio, se administró a ratones extracto de ajo y, como resultado, se produjo una reducción significativa del peso y el volumen de los tumores de vejiga en comparación con los ratones de control a los que no se les proporcionó.[39] La importante actividad anticancerígena del ajo sugiere que su consumo, o de suplementos de ajo, podría utilizarse como terapia complementaria a los métodos tradicionales de tratamiento para el cáncer de vejiga y tomarse como preventivo para disminuir el riesgo de desarrollarlo.

14. CÁNCER GÁSTRICO

El cáncer gástrico, o cáncer de estómago, se produce cuando las células del revestimiento de este órgano empiezan a crecer de forma incontrolada. Esas células cancerosas pueden extenderse a los órganos cercanos o a los vasos y ganglios linfáticos, desde donde puede llegar a otras partes del cuerpo. El cáncer de estómago crece lentamente y no suele mostrar síntomas hasta fases avanzadas. Es más frecuente en hombres y en personas mayores de sesenta años. Se ha demostrado que los nitritos y nitratos de las carnes procesadas provocan cáncer de estómago en animales de laboratorio, por lo que es buena idea evitarlas lo más posible. Fumar —también de forma pasiva— duplica el riesgo de cáncer de estómago. Una tercera causa frecuente de cáncer de estómago es la infección por la bacteria *Helicobacter pylori* (*H. pylori*). La mayoría de las personas con esta infección nunca desarrollan cáncer de estómago, pero la infección a largo plazo puede causar inflamación del revestimiento interno del estómago, dando lugar a cambios precancerosos. Los síntomas incluyen náuseas, vómitos, pérdida de apetito, sensación de saciedad, dolor abdominal y ardor de estómago. Entre los tratamientos convencionales se encuentran distintos tipos de medicamentos, cirugía, quimioterapia y radioterapia.

Varios ensayos clínicos en humanos han buscado los efectos del ajo y sus componentes en el cáncer gástrico. Todas las dosis estudiadas redujeron el riesgo de padecerlo, aunque las más altas se asociaron a mayores reducciones del riesgo.[40] Un estudio europeo sobre nutrición descubrió que, cuanto mayor era el consumo de ajo y cebolla, menor era el riesgo de padecer este tipo de cáncer.[41] Los estudios de laboratorio han analizado diferentes compuestos del ajo, como la alicina,[42] la esalilmercaptocisteína[43] y el disulfuro de dialilo.[44] Todos ellos influyen en el crecimiento, la proliferación, la invasividad y la viabilidad celular de las células cancerosas. Para aprovechar todos los beneficios del ajo y combatir el cáncer, consume ajo fresco a diario.

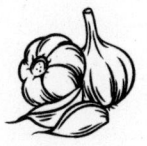

15. CANDIDIASIS

—

La candidiasis es una infección fúngica causada por el hongo *Candida*. Hay más de veinte especies de *Candida* que pueden afectar al ser humano, pero la *Candida albicans* es la más común. Viven normalmente en la piel y las mucosas y suelen ser inofensivas. Si las condiciones del organismo cambian para crear un entorno favorable al desarrollo excesivo de *Candida*, pueden aparecer infecciones en la boca, la vagina, las vías urinarias, la piel o el estómago. La mayoría de las causas del crecimiento excesivo de *Candida* se deben al consumo de ciertos fármacos, el embarazo, las infecciones bacterianas, el exceso de peso o un sistema inmunitario debilitado. Las infecciones vaginales por hongos, las lesiones blancas en la lengua o la cara interna de las mejillas, las grietas dolorosas en las comisuras de los labios o las erupciones cutáneas con costra alrededor de los dedos de las manos y los pies y en la ingle son síntomas de candidiasis.

Los fármacos antifúngicos suelen recetarse durante un máximo de dos semanas. Reducir el azúcar y los productos con levadura en la dieta y tomar probióticos son métodos complementarios habituales para ayudar a eliminar la candidiasis. A todos ellos puede añadirse el consumo diario de ajo. Se ha comprobado que el dialildisulfuro, un compuesto de azufre presente en el ajo, causa estrés oxidativo a varias especies de *Candida* y daña las células fúngicas, limitando su viabilidad.[45] Se comparó otro compuesto del ajo, la alicina, con el fluconazol, un fármaco antifúngico de venta con receta, para comprobar su eficacia en la eliminación de la candidiasis en ratones. Ambos dañaron la integridad estructural de la superficie externa de las células fúngicas, acabando con ellas, pero la alicina fue ligeramente menos potente que el fluconazol. Por ello, la alicina se sugiere como terapia complementaria al fluconazol en el tratamiento de la candidiasis.[46]

16. CANDIDIASIS ORAL
—

Cuando la levadura *C. albicans* crece en exceso en el revestimiento de la boca, aparecen lesiones blancas en la lengua y la cara interna de las mejillas que pueden enrojecerse y volverse dolorosas. A esta afección se la denomina candidiasis oral. Aunque diferentes tipos de *Candida* suelen estar presentes en el organismo, el sistema inmunitario las mantiene bajo control. A veces, cuando el sistema inmunitario está alterado por enfermedades o medicamentos, crecen sin control y causan una infección. Es más frecuente en bebés y ancianos, pero también en adultos con el sistema inmunitario debilitado. Esta afección no suele ser grave, pero, si no se controla, puede extenderse a otras zonas del cuerpo, como los pulmones, el corazón, el hígado y el tubo digestivo. La mayoría de los casos se controlan con medicamentos antifúngicos.

El ajo es un agente económico y de fácil acceso que puede utilizarse para combatir el hongo que provoca la candidiasis oral. En un estudio se aplicó pasta de ajo por vía tópica en la boca de cincuenta y seis pacientes con aftas orales durante un periodo de catorce días. En consecuencia, se redujeron los signos clínicos de enrojecimiento y dolor. La potencia del ajo fue comparable a la del clotrimazol administrado por vía oral, un medicamento antifúngico utilizado para tratar las infecciones por hongos de la boca y la garganta.[47]

Se pueden tomar suplementos de ajo o cortar ajo fresco e introducirlo en la boca durante unos minutos antes de tragarlo. A algunos les puede picar demasiado, sobre todo a los niños, en cuyo caso se puede cocer a fuego lento en agua durante diez minutos, después colarlo y añadirle miel. Cuando la temperatura sea agradable, hay que mantener cada sorbo de líquido en la boca durante unos segundos antes de tragarlo.

17. COLESTEROL ALTO

El colesterol es una sustancia cerosa parecida a la grasa y se encuentra en las células. Es necesario para que el organismo produzca vitamina D, hormonas y ácidos biliares, que ayudan a digerir los alimentos. Producimos colesterol por nuestra cuenta, pero también lo obtenemos de las grasas saturadas y de determinados alimentos. Se presenta en dos formas: HDL (el que se considera bueno) y LDL (el que se considera malo). Los niveles elevados de colesterol en la sangre se refieren tanto al HDL como al LDL. Sin embargo, cuando hay demasiado se este último en el organismo, puede acumularse en las arterias y aumentar las probabilidades de sufrir una enfermedad coronaria. El colesterol genera placas que se acumulan en el interior de las arterias y provocan una obstrucción parcial o total, lo que conduce al estrechamiento y endurecimiento de las arterias. Esto puede provocar un infarto de miocardio o un ictus. Las estatinas son fármacos que suelen recetarse para reducir el colesterol LDL, pero esta medicación puede causar problemas intestinales e inflamación muscular.

Los niveles de colesterol responden bien a los cambios en la dieta. Comer alimentos bajos en grasas saturadas y reducir la ingesta de productos animales, que son los que más colesterol aportan, es muy recomendable. El consumo de ajo también puede ayudar a mejorar los niveles de colesterol. En un estudio se administró a pacientes con enfermedad coronaria una dosis diaria de ajo o un placebo durante tres meses. Los que consumieron ajo redujeron significativamente sus niveles de colesterol total y triglicéridos y aumentaron su colesterol HDL.[48]

Los pacientes diabéticos también sufren niveles anormales de lípidos. Se administró ajo combinado con metformina, un fármaco para tratar la diabetes de tipo 2, a un grupo de pacientes diabéticos, mientras que otros pacientes recibieron placebo junto con la metformina. Al cabo de veinticuatro semanas, el grupo que había estado consumiendo ajo tenía menos colesterol total, menos colesterol LDL, menos triglicéridos y más colesterol HDL que el grupo del placebo.[49] De esta forma, el ajo puede utilizarse con seguridad solo o en combinación con medicamentos antidiabéticos para controlar los niveles de colesterol.

18. COLITIS ULCEROSA

—

La colitis ulcerosa es una enfermedad intestinal que provoca una inflamación duradera en el revestimiento más interno del intestino grueso. Los síntomas pueden variar en función de la localización de la inflamación y suelen ser de leves a moderados, con periodos de remisión. Algunos signos de colitis ulcerosa son diarrea con sangre o pus, hemorragia rectal, dolor abdominal o rectal, urgencia o incapacidad para defecar, fiebre, fatiga y pérdida de peso. Las opciones de tratamiento incluyen fármacos antiinflamatorios o inmunosupresores. Los casos graves pueden requerir cirugía para extirpar el colon y el recto.

La actividad antiinflamatoria del ajo puede ser útil para disminuir la inflamación del intestino en estos pacientes.

Se administró a ratas con colitis ulcerosa aceite de ajo diariamente durante siete días. Disminuyeron los síntomas y tanto los efectos visibles como los microscópicos en el colon se atenuaron.[50] Hallazgos similares con aliina en ratones con colitis ulcerosa apoyan aún más el uso de esta planta en el tratamiento de la enfermedad. La aliina inhibió significativamente la pérdida de peso de los ratones y redujo la cantidad de células inflamatorias en el colon.[51] Por lo tanto, el consumo diario de ajo debería ayudar a reducir la inflamación del colon y aliviar los síntomas.

19. DIABETES
—

La diabetes es una enfermedad que afecta al modo en que el organismo gestiona la glucosa, lo que provoca niveles elevados de azúcar en la sangre. Existe la diabetes de tipo 1, cuando el páncreas produce poca o ninguna insulina; la diabetes de tipo 2, en la que el páncreas sí produce insulina, pero el cuerpo no la utiliza de la manera adecuada; y la diabetes gestacional, una forma de hiperglucemia que afecta a las mujeres embarazadas. Algunas personas están genéticamente predispuestas a padecerla, pero el sobrepeso es un factor de riesgo. Sensación de sed, micción frecuente, fatiga, hormigueo, entumecimiento de manos o pies y visión borrosa son signos de diabetes. Para controlarla hay que hacer ejercicio, cuidar la dieta y vigilar los niveles de glucosa en sangre. Muchas personas necesitan inyectarse insulina a diario.

El ajo es eficaz para reducir los niveles de glucosa en sangre si se toma en ayunas. En un estudio, se administró a pacientes con diabetes de tipo 2 comprimidos de ajo junto con metformina, un medicamento antidiabético, o comprimidos de placebo junto con metformina. Tras veinticuatro semanas, los pacientes que consumieron los comprimidos de ajo experimentaron una reducción significativa de los niveles de glucosa en sangre en ayunas en comparación con los pacientes del grupo placebo. El ajo también redujo el colesterol medio total, el colesterol LDL y los triglicéridos, así como aumentar el colesterol de lipoproteínas de alta densidad (HDL, por sus siglas en inglés).[52] Esto es especialmente importante en diabéticos con niveles anormales de grasa porque disminuye el riesgo de enfermedad arterial coronaria. De esta manera, el ajo puede utilizarse para ayudar a controlar la diabetes y evitar sus complicaciones cardiovasculares asociadas.

20. DIFTERIA

La difteria es una infección bacteriana grave y contagiosa causada por el *Corynebacterium diphtheria*. Se transmite sobre todo por la inhalación de gotitas respiratorias expulsadas por una persona infectada. La bacteria se adhiere al revestimiento del sistema respiratorio y produce una toxina que destruye el tejido sano. Una capa grisácea formada por el tejido muerto recubre la nariz y la garganta, dificultando mucho la respiración y la deglución. Estos síntomas van acompañados de fiebre, inflamación de los ganglios, dolor de garganta y debilidad general. Algunas personas pueden ser portadoras de la bacteria sin mostrar ningún síntoma, pero aun así siguen siendo contagiosas. La toxina puede pasar al torrente sanguíneo y dañar el corazón, los nervios y los riñones. Hoy en día existe una vacuna para prevenir la difteria y los casos en Europa y Norteamérica son relativamente raros. Sin embargo, en otras partes del mundo que no tienen acceso a esta vacuna, la difteria sigue afectando a miles de personas. Si se contrae, se administran antitoxinas y antibióticos para acabar con la bacteria.

Como primera línea de defensa, la vacuna contra la difteria es el método más eficaz. Si decides no vacunarte o te encuentras en una zona del mundo donde la vacuna no es accesible, puedes probar un antiguo remedio con ajo. Un libro publicado en 1918 en Chicago menciona el ajo como remedio contra la difteria. Se dice que «actúa mejor que cualquier otra cosa recomendada hasta ahora». Se debe introducir un diente de ajo en la boca e ir mordiéndolo de vez en cuando para que vaya soltando algo de jugo. Cuando el diente esté completamente machacado, puede tragarse y repetirse la operación con un nuevo diente. Se recomienda usar un diente de ajo por hora. Tras varias horas, el autor afirma que desaparecerá la capa grisácea que cubre la nariz y la garganta. La fiebre debería desaparecer en pocas horas. Dado que los enfermos de difteria no pueden oler ni saborear el ajo, este remedio no suele resultar desagradable.[53] Sin embargo, si el bulbo pica demasiado, se puede mezclar jugo de ajo fresco con un líquido dulce o gelatina y mantener la mezcla en la boca. Este método también debe alargarse durante varias horas.

21. ENFERMEDAD DE ALZHÉIMER

—

La enfermedad de Alzhéimer —una forma de demencia— es un trastorno cerebral progresivo e irreversible. Puede comenzar con una pérdida de memoria mayor de la propia por la edad y dar lugar a episodios de deambulación y desorientación, a repetir preguntas y algunos cambios de personalidad y en el comportamiento. A medida que avanza, la pérdida de memoria y el estado de confusión empeoran y las personas que la sufren pueden tener problemas para reconocer a amigos y familiares, realizar tareas mínimamente complejas o enfrentarse a situaciones nuevas. En la última fase, el tejido cerebral se contrae considerablemente y la comunicación se vuelve difícil. Los enfermos de alzhéimer pasan a depender por completo de los cuidados de otras personas y a menudo quedan postrados en cama. En la mayoría de los casos, los síntomas comienzan después de cumplidos los sesenta años. La aparición temprana puede deberse a factores genéticos, mientras que la tardía, a complejos cambios cerebrales que se producen a lo largo de décadas. Los enfoques terapéuticos actuales animan a los pacientes a centrarse en la función mental y controlar los síntomas conductuales. Los organismos de regulación sanitaria han aprobado varios medicamentos para el tratamiento de sus síntomas.

Las opciones de tratamiento aprobadas para el alzhéimer pueden mejorar los síntomas, pero no curan la enfermedad. Por ello no se dejan de estudiar nuevos agentes que puedan ser eficaces. El ajo es uno de estos agentes y tiene varios compuestos que están demostrando disminuir los síntomas de la enfermedad sin efectos secundarios adversos. Se ha demostrado que el ajo mejora la memoria a corto plazo en estudios con ratas que presentan péptidos amiloidesβ (Aβ) en el cerebro. Los péptidos Aβ son unos aminoácidos que forman una placa en el cerebro de los enfermos de alzhéimer; esta placa provoca la muerte de las células nerviosas y la degeneración de la función cerebral, incluido el deterioro cognitivo. En el estudio, se administraron varias dosis de extracto de ajo envejecido por vía oral a ratas macho durante cincuenta y seis días. A continuación se les inyectó péptidos Aβ. Al cabo de siete días, el ajo no solo mejoró la memoria a corto plazo, sino que

SALUD

BIENESTAR

PLAGAS

OTROS USOS

redujo la neuroinflamación,[54] otro signo del avance de la enfermedad. El extracto de ajo envejecido también puede prevenir el deterioro de la memoria a largo plazo, como se demostró en un estudio con ratones con alzhéimer inducido por placas de $A\beta$.[55]

22. ENFERMEDAD DE CHAGAS
—

La enfermedad de Chagas se debe a una infección por el parásito *Trypansoma cruzi*, que se encuentra en las heces de un insecto comúnmente llamado *chinche besucona*. La chinche besucona sale por la noche y pica a las personas en las zonas de la piel expuestas mientras duermen, normalmente en la cara. Después de picar, defeca. El parásito presente en las heces se introduce en el cuerpo del huésped a través de cortes y arañazos o incluso por los ojos o la boca. El parásito empieza a multiplicarse y a circular por la sangre. La infección inicial dura unos dos meses y suele ser asintomática. Las personas no suelen saber que están infectadas. Sin embargo, algunas experimentan una lesión cutánea en forma de hinchazón violácea en uno de los párpados, dolores corporales, dolores de cabeza, fatiga, náuseas o inflamación de los ganglios. Si la infección no se trata en la fase inicial, puede cronificarse y afectar al corazón y al aparato digestivo. Esta enfermedad se circunscribe principalmente a América Latina, pero se han reportado casos en Estados Unidos y Canadá en las últimas décadas. Recientemente, la FDA —la agencia estadounidense encargada de la regulación de los medicamentos— ha aprobado el tratamiento en la fase inicial de la infección con benznidazol, un fármaco de probada eficacia contra el parásito. La Organización Mundial de la Salud informa de la aparición de efectos adversos en hasta el 40 % de los tratados con benznidazol y nifurtimox, otro fármaco que aún no ha sido aprobado por la FDA. Es ineficaz para curar la enfermedad en las fases avanzadas, pero puede utilizarse para ralentizar la progresión y disminuir los síntomas.

Hasta siete millones de personas en todo el mundo padecen la enfermedad. La reciente aprobación del benznidazol para eliminar el parásito en la fase inicial de esta enfermedad es bienvenida y necesaria. Sin embargo, el medicamento puede tardar un tiempo en estar disponible para su uso y probablemente tendrá un elevado precio, ya que es el único tratamiento médico aprobado por la FDA para el Chagas. Para los que necesitan ayuda ahora y buscan una forma natural y barata de combatir al parásito, el ajo puede ser una opción. Se ha descubierto que el ajoeno inhibe el crecimiento y la proliferación del parásito *Trypansoma cruzi* en varias fases de su ciclo vital. En un estudio modificó la membrana intracelular del parásito, provocando su rotura y matándolo.[56] Por lo tanto, se debe tener en cuenta consumir ajo para ayudar a prevenir o tratar la enfermedad de Chagas.

23. ESCHERICHIA COLI

La *Escherichia coli* (*E. coli*) es una bacteria que vive normalmente en los intestinos de los seres humanos y los animales. Muchos tipos de *E. coli* son inofensivos e importantes para mantener la salud del tracto digestivo. Sin embargo, varias especies son patógenas y causan diarrea sanguinolenta, infecciones urinarias, anemia o insuficiencia renal. Se puede contraer por contacto con personas o animales infectados o por consumir alimentos o agua que contengan la bacteria. La *E. coli* puede contaminar la carne durante su procesamiento y, si no se cocina al menos a 70 °C, puede sobrevivir e infectar al consumidor. A veces las vacas transmiten la bacteria a la leche cuando esta pasa por las ubres. Si la leche no se pasteuriza, la bacteria sobrevivirá y supondrá una amenaza. Incluso las frutas y verduras crudas pueden tenerla por contacto con agua o personas contaminadas. Tres o cuatro días después de ingerir la *E. coli*, la intoxicación alimentaria se hace evidente, a medida que se desarrollan los síntomas. Ahora bien, suelen remitir por sí solos al cabo de una semana.

Es imprescindible cocinar las carnes a la temperatura adecuada y lavar bien lo que se vaya a consumir para eliminar cualquier rastro de *E. coli*. Si se ha producido una intoxicación, se puede utilizar ajo para erradicar la bacteria. En un estudio, el polvo de ajo envejecido mató eficazmente la *E. coli* tras veinticuatro horas de exposición, mientras que el polvo de ajo fresco solo necesitó seis horas.[57] El ajo también puede reforzar la eficacia de la gentamicina[58] y la estreptomicina, dos antibióticos.[59] El consumo de ajo con estos antibióticos debería proporcionar un alivio rápido en caso de infección por *E. coli*. Se puede utilizar jugo de ajo fresco con agua filtrada para pulverizar la verdura y la fruta con objeto de eliminar cualquier bacteria que se encuentre en su superficie. Asegúrate de enjuagarla bien después de la desinfección para eliminar el olor a ajo.

24. ESCLERODERMIA

La esclerodermia es una enfermedad crónica de los tejidos conjuntivos que afecta a tres personas de cada diez mil. Es más frecuente en mujeres que en hombres y suele diagnosticarse entre los veinticinco y los cincuenta y cinco años, aunque también pueden desarrollarla los niños. La esclerodermia es el resultado de una sobreproducción de colágeno, una proteína fibrosa que da fuerza y elasticidad a los tejidos. El sistema inmunitario del organismo interviene en esta producción anormal de colágeno. Las investigaciones han demostrado que existe un gen que aumenta la probabilidad de desarrollar la enfermedad, pero no es la causa en sí mismo. Hay dos tipos: la esclerodermia localizada y la esclerodermia sistémica. La primera es relativamente leve y afecta a unos pocos lugares de la piel o los músculos, causando manchas cerosas de piel engrosada. Rara vez se extiende. La segunda afecta más extensamente al tejido conjuntivo del cuerpo, incluidos importantes órganos internos. Estos órganos pueden volverse duros y fibrosos, lo que les hace perder funcionalidad. Se sabe que los problemas de la piel mejoran con el tiempo, pero los daños en los órganos internos tienden a empeorar. No existe cura para la esclerodermia, pero pueden tomarse medicamentos para dilatar los vasos sanguíneos, prevenir los síntomas del reflujo ácido, aliviar el dolor o debilitar el sistema inmunitario. La fisioterapia puede ayudar a mejorar la fuerza y la movilidad.

Una enfermedad que no tiene cura debe tratarse continuamente para garantizar la mejor calidad de vida posible. La medicación pasa factura al organismo y pueden aparecer nuevos síntomas. El uso del ajo, un producto natural, como terapia complementaria ayuda a mejorar los síntomas e incluso a reducir la frecuencia o la dosis de los medicamentos. En la naturopatía tradicional europea, el ajo se clasifica como «agente calentador» y se utiliza para mejorar la circulación. Los estudios demuestran que el ajo influye en el funcionamiento de los vasos sanguíneos. Esto es importante en la esclerodermia, ya que el deterioro de la circulación sanguínea es uno de los síntomas que padecen los pacientes. En particular, se debilita el flujo sanguíneo en los vasos periféricos, como es el caso de los de los dedos de manos y pies.

Los tratamientos estándar suelen ser insuficientes, pero en un estudio se administraron 900 miligramos de ajo seco en polvo o placebo a mujeres con esclerodermia durante siete días de manera combinada con su terapia habitual. El ajo redujo significativamente la aglutinación de plaquetas y la agregación de glóbulos rojos. Mejoró el flujo sanguíneo y se observaron efectos inmediatos sobre la temperatura de la piel en las regiones periféricas.[60] Merecería la pena que los pacientes con esclerodermia que experimentan frío en los dedos de manos y pies incorporaran el ajo a su dieta diaria.

25. FIBROSIS QUÍSTICA
—

La fibrosis quística es una enfermedad genética hereditaria que afecta a más de 70.000 personas en todo el mundo. Un gen defectuoso altera la forma en que el cloruro sódico entra y sale de las células. El resultado es una mucosidad espesa y pegajosa en lugar de fina y lubricante. Esta mucosidad se acumula en el páncreas, bloqueando los conductos que llevan las enzimas digestivas a los intestinos. Los alimentos no se descomponen ni se absorben correctamente, lo que puede provocar desnutrición. Entre los problemas más comunes también se encuentran la obstrucción de los conductos biliares, que provoca problemas hepáticos, la obstrucción intestinal y la infertilidad en los hombres. Sin embargo, los órganos más afectados son los pulmones. La mucosidad obstruye las vías respiratorias y atrapa bacterias, lo que provoca infecciones frecuentes, daño pulmonar y, finalmente, insuficiencia. Hasta la fecha, no existe cura, pero, con la llegada de nuevos medicamentos, los pacientes pueden vivir hasta los cuarenta años. Alrededor del 90 % de los pacientes acaban muriendo de enfermedad pulmonar obstructiva. Es de vital importancia contar con un plan de tratamiento que despeje las vías respiratorias. Pueden utilizarse antibióticos inhalados para ayudar a combatir las infecciones pulmonares.

Las *Pseudomonas aeruginosa* son bacterias que suelen causar infecciones pulmonares crónicas en pacientes con fibrosis quística. Cuando penetran en los pulmones, forman microcolonias resistentes a los tratamientos antibióticos. Incluso los glóbulos blancos son ineficaces contra la infección bacteriana. Al cultivarse *Pseudomonas aeruginosa* en contacto con un extracto de ajo, se obervó un aumento de la sensibilidad de las bacterias tanto a la tobramicina, un antibiótico utilizado para tratar las infecciones pulmonares, como a los glóbulos blancos del paciente. La administración de ajo dos días antes y cinco días después de la infección por *Pseudomonas aeruginosa* en ratones disminuyó significativamente el número de bacterias.[61] Por lo tanto, el consumo de ajo puede aumentar la eficacia del sistema inmunitario del organismo para eliminar la infección y aumentar la sensibilidad de las bacterias al tratamiento antibiótico.

26. GIARDIASIS
—

La *Giardia lamblia* es un parásito microscópico que se encuentra en la tierra, los alimentos o el agua contaminados con heces de animales o seres humanos infectadas. Este parásito se encuentra en todo el mundo, a menudo en zonas mal saneadas, y es una causa común de enfermedad. Acecha en lagos y arroyos, pero también puede encontrarse en aguas no tratadas, jacuzzis y piscinas. Una vez ingerido, el parásito vive en los intestinos y provoca una enfermedad que se manifiesta con calambres, hinchazón de vientre, náuseas y diarrea. La infección puede durar varias semanas, pero no es raro que los problemas intestinales se prolonguen durante más tiempo. No todo el mundo experimenta síntomas, por lo que algunos pueden transmitir el parásito sin saberlo. Si los síntomas son graves, pueden recetarse antibióticos para eliminar el parásito. Las náuseas y el sabor metálico en la boca son efectos secundarios frecuentes de los antibióticos.

Cuando la *Giardia lamblia* afecta a los niños, puede causar deficiencias nutricionales, pérdida de peso y un deterioro del sistema inmunitario. Dado que puede durar mucho y tener efectos persistentes, conviene eliminar la infección pronto.

El extracto de ajo y algunos de sus compuestos aislados, como el alcohol alílico y el mercaptano alílico, mostraron un efecto prometedor contra el parásito. Estos componentes utilizan distintos modos de acción al cambiar la superficie o la estructura interna del parásito, debilitando su función.[62] La alicina, uno de los principales principios activos del ajo que se forma cuando se cortan o machacan los dientes, también mostró actividad antiparasitaria contra la *Giardia lamblia*.[63] Por tanto, consumir dientes de ajo en láminas ayuda a evitar que el parásito infecte el organismo y provoque la enfermedad, o a acelerar la recuperación al debilitar a los parásitos.

27. GOTA

—

La gota es una forma de artritis que causa dolor intenso, hipersensibilidad e hinchazón en las articulaciones, sobre todo en la base del dedo gordo del pie. Un ataque de gota puede aparecer de repente y repetirse más de una vez si no se trata. Se produce cuando se acumula demasiado ácido úrico en la sangre hasta el punto de que se forman cristales en las articulaciones. Estos cristales son puntiagudos, tienen forma de aguja y son los responsables del dolor, el enrojecimiento y la hinchazón. Se utilizan medicamentos para tratar los ataques agudos y prevenir otros en el futuro: antiinflamatorios no esteroideos, corticosteroides y colchicina para reducir el dolor y la inflamación. También se recetan otros para bloquear la producción de ácido úrico o aumentar su eliminación en pacientes con dolor intenso. Sus efectos secundarios son dolor de estómago, náuseas, vómitos, diarrea, cambios de humor, erupciones cutáneas y cálculos renales.

El ajo ha demostrado su eficacia para mejorar los síntomas de otros tipos de artritis, como la artrosis y la artritis reumatoide. Actúa principalmente reduciendo la inflamación y aliviando el dolor. Aunque aún no hay investigaciones sobre la eficacia del ajo para aliviar los síntomas de la gota, muchas personas confían en él. Es probable que el ajo actúe como antiinflamatorio y reduzca la hinchazón asociada a la gota, así como combatir el enrojecimiento y el dolor. Mastica varios dientes de ajo crudo al día. Si pica demasiado, hiérvelos durante cinco minutos y bébete el agua una vez que esté a una temperatura agradable. Esto puede repetirse varias veces al día, hasta que desaparezcan los síntomas de la gota.

28. HEPATITIS B Y C

—

Se trata de las infecciones causadas por los virus de la hepatitis B y C. La hepatitis B suele transmitirse de madre a hijo durante el parto, pero también puede adquirirse por contacto sexual o por compartir jeringuillas y agujas. La mayoría de los adultos que contraen este virus desarrollan su forma aguda, una enfermedad de corta duración. Algunos se sienten mal durante varias semanas con náuseas, diarrea, fatiga, ictericia y dolor abdominal. Una pequeña parte de los adultos y la mayoría de los bebés y niños con el virus evolucionan a hepatitis B crónica. Esta enfermedad a largo plazo puede provocar cirrosis y cáncer de hígado. La hepatitis B aguda no tiene otro tratamiento que hacer que la persona se sienta cómoda hasta que pase la enfermedad. En los casos crónicos pueden tomarse medicamentos antivirales orales para suprimir el virus y ralentizar la progresión de la enfermedad hepática. La prevención puede lograrse mediante la vacuna, que consiste en tres o cuatro dosis.

La hepatitis C es una enfermedad vírica que afecta al hígado. Se contrae a través de sangre contaminada y puede vivir en el organismo durante muchos años antes de que empiecen a aparecer los síntomas. La mayoría de las personas no saben que la tienen hasta que el virus empieza a dañar el hígado y aparecen los primeros síntomas: fiebre, náuseas, diarrea, falta de apetito, fatiga, ictericia, dolores musculares y hemorragias. Alrededor del 25 % de los casos en la fase aguda se resuelven sin tratamiento. El resto puede tratarse con medicamentos antivirales. Sin embargo, la mayoría de los casos que no se tratan se convierten en una enfermedad crónica que puede causar cicatrices en el hígado, lo que afecta a su función, cáncer de hígado o incluso insuficiencia hepática. Si el hígado está demasiado dañado o funciona mal, puede ser necesario un trasplante. No existe vacuna para la hepatitis C, a diferencia de la hepatitis B. Si se contrae la enfermedad, la mayoría de las personas necesitan tratamiento antivírico para superarla o controlar sus síntomas.

El difenil dimetil bicarboxilato (DDB) se utiliza como medicamento en algunos países para prevenir el daño hepático en pacientes con hepatitis crónica. El aceite de ajo añadido al DDB refuerza su eficacia y proporciona una protección superior al hígado; resultó ser incluso más eficaz que otros medicamentos hepatoprotectores comunes, como el ursodiol y la silimarina.[64] Un estudio de seis semanas de duración en que se administró aceite de ajo y DDB reveló que los pacientes que recibían 150 miligramos o 300 miligramos de aceite de ajo al día (junto con DDB) reducían significativamente las enzimas séricas, cuyos niveles suelen ser elevados en pacientes con hepatitis e inflamación hepática. Esto demuestra que el preparado de aceite de ajo y DDB tiene un efecto protector sobre el hígado.[65] Para los enfermos crónicos de hepatitis B o C, el aceite de ajo tomado con la medicación prescrita puede ralentizar la progresión de la enfermedad al proteger el hígado de las lesiones.

29. HIPERTENSIÓN ARTERIAL
—

La fuerza ejercida contra las paredes arteriales por la sangre que fluye a través de ellas determina la presión arterial. Se mide cuando el corazón se contrae (presión sistólica) y cuando el corazón está en reposo (presión diastólica). Viene determinada por la cantidad de sangre que bombea el corazón y la resistencia que encuentra al fluir por las arterias. La tensión arterial por encima de 140/90 mmHg (milímetros de mercurio) se considera alta y se denomina *hipertensión*. Esta afección se desarrolla con el tiempo y muchas personas la padecen sin saberlo. Puede dañar los vasos sanguíneos y el corazón. Si no se trata, puede provocar un infarto de miocardio o ictus. La hipertensión primaria no tiene ninguna causa identificable, aunque la obesidad, el tabaquismo, la mala alimentación, la falta de ejercicio y el consumo elevado de sal son algunos factores de riesgo comunes. La hipertensión secundaria tiene una causa subyacente y puede deberse al consumo de drogas o de determinados medicamentos, al alcohol, o a problemas tiroideos o renales. La hipertensión responde bien a los cambios en el estilo de vida. Hacer más ejercicio, seguir una dieta adecuada, no sufrir estrés y dejar de fumar y de consumir alcohol la reduce. Hay muchos fármacos disponibles para combatir la hipertensión, como los diuréticos tiazídicos, para reducir el volumen sanguíneo, los betabloqueantes, para disminuir la frecuencia cardiaca, los inhibidores de la ECA, para bloquear la acción de algunas hormonas que regulan la tensión arterial, y los bloqueadores de los canales de calcio y los inhibidores de la renina, para ensanchar las arterias. Todos estos medicamentos se acompañan de importantes efectos secundarios, como diarrea, fatiga, mareos, náuseas, disfunción eréctil y dolores de cabeza.

Los cambios en el estilo de vida deben ser la primera línea de defensa contra la hipertensión. El uso de productos naturales también puede ayudar a hacerlo de forma segura. El consumo de ajo para controlar la tensión arterial ha aumentado en los últimos años, y con razón. Se ha demostrado que la planta reduce significativamente tanto la presión arterial sistólica como la diastólica en pacientes hipertensos,[66] disminuyendo su dependencia de los medicamentos. Los pacientes con hipertensión sistólica no controlada redujeron significativamente su presión arterial sistólica en solo doce semanas, tras consumir 480 miligramos de extracto de ajo envejecido al día.[67] Es interesante observar que el riesgo de hemorragia no aumentó en los pacientes que también tomaban medicamentos anticoagulantes.[68] Acude al médico antes de combinar el ajo con la medicación. Ante todo, se recomienda precaución. Si no se recomienda consumir ajo fresco o envejecido, pueden utilizarse comprimidos de ajo en polvo con el mismo resultado.[69]

30. HONGOS EN LAS UÑAS
—

Las infecciones por hongos son muy frecuentes y pueden afectar a cualquier parte del cuerpo. Cuando los hongos atacan las uñas de las manos o los pies, empiezan a aparecer manchas blancas o amarillas. A continuación, estas manchas se fusionan formando parches y se extienden. Las uñas se vuelven más gruesas, quebradizas y descoloridas, y los bordes empiezan a romperse. Los síntomas se manifiestan lentamente y pueden acabar provocando que la uña se despegue de la piel y se caiga. En realidad, las infecciones fúngicas pueden ser un signo de crecimiento excesivo de *Candida* en el organismo. La *Candida albicans* es un hongo muy común en los seres humanos y puede crecer sin control en personas con sistemas inmunitarios debilitados o poco efectivos. Las bacterias del intestino que nos ayudan no pueden competir con la *Candida* y entonces da comienzo una invasión sistémica, que puede manifestarse como una infección fúngica de las uñas. Existen tratamientos farmacológicos, pero no siempre son eficaces y la probabilidad de recurrencia es alta. Se pueden utilizar antifúngicos orales que permiten que el crecimiento de la nueva uña esté libre de hongos. Se trata de un proceso lento y puede provocar diversos efectos secundarios, desde erupciones cutáneas hasta enfermedades hepáticas. Se utilizan pomadas y cremas medicinales, pero pueden tardar hasta un año en eliminar los hongos. La uña también puede extirparse quirúrgicamente, pero vuelve a crecer lentamente.

Una forma eficaz de deshacerse de las infecciones fúngicas de las uñas es mediante el ajo. El extracto de ajo envejecido inhibió la actividad de dieciocho cepas de *Candida albicans* en condiciones de laboratorio.[70] Los compuestos activos del extracto de ajo penetraron en las membranas celulares de los hongos y luego destruyeron las membranas internas de los orgánulos, provocando la muerte celular.[71] La aplicación de una solución tópica de aceite de ajo (diluido en aceite de coco) en las uñas puede atacar al hongo en el lugar. Consumir ajo en la dieta o como suplemento también puede ayudar a eliminarlo. Con el uso continuado, previene la reaparición.

31. INFECCIÓN ESTAFILOCÓCICA
—

Existen más de treinta tipos de infecciones bacterianas por *Staphylococcus* (estafilococos), pero la mayoría están causadas por el *Staphylococcus aureus* (*S. aureus*). Estas bacterias son responsables de infecciones cutáneas, neumonía, intoxicación alimentaria, septicemia y síndrome de *shock* tóxico. Las infecciones cutáneas por estafilococos son las más frecuentes y suelen ser leves. Tienen aspecto de granos, ampollas o pequeños bultos. Sin embargo, las infecciones más graves pueden mostrar erupciones rojas e inflamadas con pus o supuración. Muchas personas son portadoras de estas bacterias en la piel o en la nariz sin presentar síntomas. Las bacterias penetran en la piel a través de cortes o rasguños, por lo que es importante mantener limpias las heridas y lavarse las manos con regularidad. Si las bacterias invaden el organismo y llegan al torrente sanguíneo, pueden aparecer infecciones en numerosos órganos y poner en peligro la vida. El tratamiento de las infecciones leves por estafilococos suele consistir en la toma de antibióticos o el drenaje de las zonas infectadas. Las infecciones graves requieren hospitalización. Muchas variedades de estafilococos se han vuelto resistentes a los antibióticos, por lo que se necesitan nuevos tratamientos para seguir luchando contra estas bacterias.

La actividad antibacteriana del ajo en polvo inhibe el crecimiento del *S. aureus*,[72] al igual que el ajoeno.[73] Cuando prepares alimentos, especialmente si llevan carne o lácteos, considera la posibilidad de añadir ajo si combina bien con los demás sabores. El ajo protegerá a los consumidores de caer enfermos al impedir que el estafilococo se multiplique y alcance niveles peligrosos. El ajo añadido a muestras de carne de hamburguesa refrigerada o congelada inhibe significativamente el crecimiento de estafilococos.[74] El ajo puede utilizarse para aumentar la vida útil de las hamburguesas y reducir el riesgo de infecciones por estafilococos.

32. INFECCIONES VAGINALES POR HONGOS
—

Este tipo de infecciones suelen aparecer por causa del hongo *Candida albicans*. Es muy frecuente y afecta hasta al 75 % de las mujeres en algún momento de su vida. Este hongo vive normalmente en la vagina en baja proporción, pero, cuando cambian las condiciones que afectan al equilibrio de los microorganismos, puede crecer en número y llevar a una infección. El desequilibrio puede deberse a los antibióticos, los cambios hormonales, el embarazo, la diabetes, un sistema inmunitario debilitado, demasiados alimentos azucarados en la dieta y el estrés. Una vez que aparece, esta infección puede causar flujo vaginal anormal, inflamación del tejido vaginal, dolor al orinar, picor y ardor. Los medicamentos antimicóticos pueden eliminar la infección en dos semanas. Estas infecciones tienen un alto índice de recurrencia, por lo que será necesario tomar los medicamentos cada vez que aparezcan.

Estas infecciones suelen tratarse con fluconazol, un medicamento antifúngico. Algunos efectos secundarios graves de los que hay que advertir son insuficiencia hepática, convulsiones y ritmo cardiaco irregular. El ajo, en cambio, tiene efectos secundarios leves, si es que tiene alguno, y ha demostrado ser eficaz para eliminar varias especies de *Candida*. Durante un periodo de siete días, se comparó el ajo con el fluconazol en el tratamiento de casos diagnosticados de infecciones vaginales por hongos. Los síntomas mejoraron en el 60 % de las pacientes del grupo que habían estado tomando ajo, frente al 71 % del grupo del fluconazol. La evaluación clínica de los cultivos de secreciones vaginales mostró una mejora significativa en ambos grupos en comparación con los cultivos tomados antes del tratamiento.[75] Por lo tanto, el ajo puede considerarse un método seguro y eficaz para tratar las infecciones vaginales por hongos y puede consumirse a diario para evitar que las infecciones vuelvan a producirse.

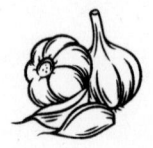

33. INTOXICACIÓN POR PLOMO

El plomo es un metal pesado que se encuentra de forma natural en la corteza terrestre y está muy extendido en el aire, el agua e incluso en el interior de algunos hogares debido a las actividades humanas. Los procesos de fabricación, la quema de combustibles fósiles y el uso de productos a base de plomo han aumentado la exposición humana a este metal. Puede ser absorbido por el organismo al entrar en contacto con él y causar daños irreparables, especialmente a los niños. Aunque los síntomas no suelen detectarse hasta que los niveles en sangre son bastante elevados, un análisis de sangre puede determinar su presencia para poder actuar antes de que sea demasiado tarde. En los niños, el plomo afecta al cerebro y al resto del sistema nervioso y puede causar retraso en el desarrollo, dificultades de aprendizaje, fatiga, irritabilidad, pérdida de peso e incluso convulsiones. Una de las principales vías de exposición de los niños es la ingestión de trozos de pintura con plomo que pueden encontrarse en algunas casas antiguas. También pueden ingerir alimentos y agua contaminados, por vajilla que contenga plomo o tierra. Los adultos también corren peligro y pueden sufrir dolores de cabeza, articulares y musculares, problemas de memoria e hipertensión. La proporción de espermatozoides en los hombres puede verse reducido y las mujeres embarazadas pueden sufrir abortos espontáneos o partos prematuros. El primer paso para combatir la intoxicación por plomo es eliminar la fuente del metal del entorno. Para ello, se puede sustituir la pintura vieja o cambiar la vajilla por otra sin plomo. En los casos más graves, está justificada la terapia de quelación. Consiste en la administración de un medicamento oral o inyectable que se une al plomo del organismo y lo elimina por la orina.

SALUD

BIENESTAR

PLAGAS

OTROS USOS

El ajo es eficaz para reducir los niveles de plomo en sangre y los síntomas clínicos asociados. En un estudio se eligió a 117 trabajadores de la industria de baterías de automóvil para probar la eficacia de la D-penicilamina, un quelante utilizado para eliminar metales pesados del organismo, o del ajo para reducir los niveles de plomo en sangre. Tras cuatro semanas de tratamiento, el ajo mejoró significativamente los síntomas de irritabilidad, dolor de cabeza, disminución del reflejo tendinoso profundo y presión arterial sistólica media. No ocurrió lo mismo con quienes se trataron con la D-penicilamina. Sin embargo, ambos tratamientos eran comparables en cuanto a su capacidad para reducir las concentraciones de plomo en sangre.[76] De esta manera, el ajo puede utilizarse con seguridad para remediar la intoxicación por plomo de leve a moderada y los síntomas relacionados.

34. INTOXICACIÓN POR *SALMONELLA*

—

Se trata de un tipo de intoxicación alimentaria causada por la bacteria *Salmonella,* que entra en el organismo a través de alimentos contaminados. Puede producirse por consumir aves de corral, carne de ternera, leche, huevos e incluso verduras. La *Salmonella* también se encuentra en algunos animales domésticos: patos, reptiles, hámsters y otros pequeños roedores. Se recomienda lavarse las manos después de tocar estos animales para prevenir la infección. Si se produce una intoxicación por *Salmonella*, los primeros síntomas suelen aparecer entre doce y setenta y dos horas después de entrar la bacteria en el organismo. Aparecen diarrea, calambres estomacales y fiebre, que pueden durar hasta una semana. Finalmente remiten sin medicación.

No hay forma de saber si un producto tiene la bacteria porque su aspecto y olor son normales. La mejor manera de evitar la infección es la prevención, así que asegúrate de lavar todos los productos antes de consumirlos.

Si sufres una intoxicación, consume ajo. El ajo es un antibacteriano que ha demostrado destruir eficazmente la *Salmonella* al interferir en la síntesis de ADN y ARN.[77] Esto impide la replicación y detiene la propagación de la infección. El ajo en polvo también es eficaz para destruirla, por lo que pueden utilizarse suplementos de cápsulas de ajo en lugar de ajo fresco si se tiene poco apetito. Algunos alimentos pueden desarrollar bacterias durante su fabricación o procesamiento. El *chouriço de vinho*, un embutido seco de cerdo típico de Portugal, es uno de ellos. Durante su elaboración, las bacterias pueden contaminar la carne y propagarse, estropeando el producto y poniendo en peligro al consumidor. El jugo de ajo fresco y el ajo en polvo que se añaden durante su elaboración son capaces de controlar el número de bacterias de *Salmonella*. Se recomienda incluir ajo en el adobo para garantizar la seguridad del producto final.[78]

Por lo tanto, el ajo puede utilizarse como ingrediente en la preparación de alimentos, con la ventaja añadida, además del aporte de sabor, del control bacteriano. También puede consumirse en casos de intoxicación por *Salmonella* para acabar antes con la infección.

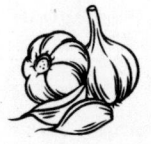

35. LEUCEMIA

—

La leucemia es un cáncer de los tejidos hematopoyéticos del organismo. Cuando se sufre, la médula ósea produce glóbulos blancos anormales que no funcionan correctamente. Estos no desempeñan su función principal de combatir las infecciones. Estas células crecen y se dividen más rápidamente y siguen viviendo cuando su ciclo de vida celular normal ha terminado. Empiezan a desplazar a las células sanas y aparecen los síntomas. No se conocen las causas exactas, pero se cree que intervienen factores genéticos y ambientales. Los síntomas pueden incluir fiebre o escalofríos, fatiga, dolor óseo, infecciones frecuentes, sudoración excesiva por la noche, hemorragias nasales recurrentes e inflamación de los ganglios linfáticos. Al igual que otros tipos de cáncer, para tratar la leucemia se recurre a la quimioterapia, radioterapia y medicamentos. A veces se realizan trasplantes de células madre para sustituir la médula ósea enferma por médula ósea sana.

Dado que las células sanguíneas ya no pueden defender adecuadamente al organismo contra las infecciones, el consumo de ajo, con sus propiedades antimicrobianas, puede ayudar a proteger el organismo y estimular la función inmunitaria. Esto beneficiaría a los pacientes de leucemia al ayudarles a protegerse contra las infecciones y permitir que el cuerpo concentre más energía en recuperarse. Un compuesto derivado del ajo aislado recientemente ha demostrado inhibir el crecimiento celular en una línea celular de leucemia humana, lo que resulta prometedor como agente anticancerígeno en casos de leucemia.[79] El extracto de ajo envejecido también ha demostrado este mismo efecto.[80] Se han aislado otros compuestos del ajo y se ha comprobado su influencia en las células leucémicas, como el disulfuro de dialilo[81] y el ajoeno.[82] Ambos detienen la división celular de la leucemia, impidiendo que el cáncer se siga extendiendo.

36. LISTERIOSIS
—

La listeriosis es una infección grave causada por el consumo de alimentos contaminados con la bacteria *Listeria monocytogenes*. Se contrae sobre todo a través de embutidos, salchichas, leche no pasteurizada y quesos blandos. La mayoría de las personas que entran en contacto con estas bacterias no resultan gravemente afectadas y pueden experimentar dolores musculares, cefaleas, náuseas y diarrea. Las embarazadas deben estar muy atentas porque la listeria puede poner en peligro la vida del feto o del recién nacido. Las personas con el sistema inmunitario debilitado también corren mayor riesgo de desarrollar complicaciones graves o potencialmente mortales. Esta enfermedad suele seguir su curso sin intervención, pero en los pacientes de alto riesgo suelen prescribirse antibióticos.

El *chouriço de vinho* es un embutido tradicional portugués elaborado con carne y grasa picadas y marinadas durante varios días en vino y especias. Después se deja madurar a baja temperatura hasta cuatro semanas. Durante este tiempo, la listeria puede proliferar y suponer una amenaza para la salud de los consumidores. Se descubrió que añadiendo ajo en polvo o jugo de ajo fresco al adobo a base de vino se mantenía la bacteria a raya, lo que garantizaba la seguridad del producto.[83] Añadir ajo a las recetas con alimentos propensos al crecimiento de la *Listeria monocytogenes* reduce el número de bacterias y previene la infección en los consumidores.

37. MALARIA

La picadura de la hembra del mosquito *Anopheles* infectado con parásitos *Plasmodium* los transmite al ser humano. Los parásitos entran en el torrente sanguíneo y viajan hasta el hígado, donde se multiplican. Algunos de ellos permanecen en el hígado y otros se liberan en el torrente sanguíneo. Infectan los glóbulos rojos y siguen creciendo y multiplicándose en su interior. Finalmente, los glóbulos rojos mueren y se liberan nuevos parásitos, descendientes de los primeros. Estos continúan el ciclo invadiendo otros glóbulos rojos. El periodo de incubación dura una media de diez días, tras los cuales el huésped —la persona infectada— empieza a desarrollar síntomas: fiebre, dolor de cabeza, escalofríos, sudores, fatiga y, a veces, convulsiones, que pueden diagnosticarse erróneamente como gripe, sobre todo en zonas donde el paludismo es poco frecuente.

En Europa se diagnostican relativamente pocos casos al año, en su mayoría de viajeros que regresan de países donde el paludismo es frecuente. Quienes viajen a países donde la enfermedad es endémica deben tomar precauciones y someterse a pruebas inmediatamente si aparecen síntomas. Si no se trata, los órganos vitales pueden resultar dañados y, en casos graves, el paludismo puede ser mortal.

La Organización Mundial de la Salud recomienda el tratamiento combinado con artemisinina (presente en el ajenjo dulce). El ajenjo dulce reduce la concentración del parásito en el torrente sanguíneo en los tres primeros días de la infección y, para eliminar el resto, se utilizan otros fármacos. Sin embargo, el paludismo se está volviendo resistente al tratamiento más habitual y no se dispone de alternativas al ajenjo dulce. Existe una vacuna autorizada en Europa que aún no está disponible en Estados Unidos.

Encontrar una fuente alternativa a los tratamientos actuales es cada vez más importante con el aumento de cepas del parásito *Plasmodium* resistentes a los fármacos. La alicina del ajo es uno de los compuestos conocidos que inhibe activamente la infección palúdica. Los estudios de laboratorio demuestran que bajas concentraciones de alicina impiden la capacidad del parásito para invadir las células del huésped. En un estudio, una preparación de alicina suministrada por vía oral o intravenosa durante cuatro días disminuyó significativamente la cantidad de parásitos presentes en la sangre de ratones y aumentó su supervivencia durante diez días.[84]

El Arteether es un fármaco antipalúdico que puede eliminar el parásito del 98 % de los huéspedes tras tres días consecutivos de inyecciones de 150 miligramos.[85] En un estudio con ratones con paludismo, se administró una dosis de esta medicación seguida de tres dosis diarias de aceite de ajo. El 100 % de los huéspedes eliminaron el parásito y todos los ratones sobrevivieron.[86]

38. MIELOMA MÚLTIPLE

Las células plasmáticas son un tipo de glóbulos blancos del sistema inmunitario que normalmente producen anticuerpos para luchar contra los gérmenes. Se encuentran en su mayor parte en la médula ósea, el tejido blando del interior de algunos huesos. Si estas células plasmáticas se vuelven malignas, crecen sin control y producen un tumor en un hueso. Si hay más de un tumor, la enfermedad se clasifica como mieloma múltiple. Estas células plasmáticas cancerosas desplazan a las células hematopoyéticas sanas de la médula ósea, aceleran la degradación del hueso y producen anticuerpos ineficaces. Esto puede provocar anemia, aumento de hematomas y hemorragias, debilidad ósea, infecciones y problemas renales. Los hombres son más propensos que las mujeres a desarrollar esta enfermedad, al igual que las personas mayores de sesenta y cinco años y la población negra. El tratamiento estándar incluye fármacos dirigidos a la destrucción de las células cancerosas, fármacos que fortalecen los huesos o que refuerzan el sistema inmunitario. Otras opciones son el tratamiento intravenoso con anticuerpos de donantes, la quimioterapia, la radioterapia o el trasplante de médula ósea.

Las personas con mayor riesgo de desarrollar mieloma múltiple deberían considerar la posibilidad de añadir ajo a su dieta. En un estudio realizado en el noroeste de China participaron 220 pacientes con mieloma múltiple y 220 sujetos sanos. Los que tomaron ajo redujeron significativamente su riesgo de desarrollar la enfermedad.[87] El ajo, por tanto, puede utilizarse como medida preventiva en poblaciones de alto riesgo para reducir la posibilidad de que las células plasmáticas se vuelvan cancerosas y se conviertan en tumores.

39. OSTEOPOROSIS

La osteoporosis es una enfermedad ósea en la que el organismo no puede producir suficiente hueso nuevo para sustituir el que se elimina. El proceso de absorción y sustitución ósea se produce de manera continua, pero, en las personas con osteoporosis, la masa ósea acaba disminuyendo con el tiempo. Esto da lugar a huesos debilitados, que son más propensos a romperse. Es más común en las mujeres que en los hombres porque las mujeres tienen una menor masa ósea.

La osteoporosis es una enfermedad silenciosa porque no produce síntomas y el diagnóstico suele llegar después de que se haya roto un hueso. Se trata de una enfermedad hereditaria, por lo que, si uno de los padres o abuelos ha tenido osteoporosis, hay más probabilidades de que la siguiente generación también la padezca. Ciertas enfermedades y medicamentos también pueden aumentar la probabilidad de desarrollarla. Para su control y tratamiento se recomienda una dieta sana con un contenido suficiente de minerales que produzcan hueso, entrenamiento de fuerza y medicación.

Se caracterizaron las fases de la osteoporosis mediante estudios de pérdida ósea en ratas hembras ovariectomizadas. Varios de estos estudios descubrieron que el aceite de ajo puede suprimir la descomposición del tejido óseo[88] y prevenir la pérdida de masa ósea inducida por la deficiencia de estrógenos.[89] El aceite de ajo se comparó incluso con la lovastina, un fármaco con estatinas que ayuda a formar hueso, y el 17 betaestradiol, un potente agente para prevenir la osteoporosis. Al igual que los dos agentes recetados, el aceite de ajo administrado a las ratas hembras produjo una pérdida ósea significativamente menor y unas densidades óseas y un contenido mineral óseo superiores a los de las hembras que no recibieron el suplemento.[90] Parece que el ajo tiene una actividad similar a la de los fitoestrógenos y puede añadirse a la dieta de las mujeres perimenopáusicas y posmenopáusicas para prevenir la pérdida ósea y el desarrollo de osteoporosis.

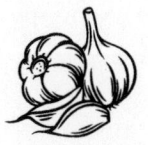

40. PIE DE ATLETA

—

El uso de sandalias en vestuarios y piscinas públicas puede ayudar a proteger los pies de una infección fúngica común conocida como pie de atleta. Este hongo es muy contagioso y puede contraerse compartiendo calzado, caminando sobre superficies infectadas o entrando en contacto con un pie que ya lo padece. Una vez contraído, el hongo crece sobre la superficie de la piel o justo debajo de ella y prospera en lugares húmedos y cálidos. Es importante secarse bien los pies, sobre todo entre los dedos, para evitar que crezca el hongo. Este también puede crecer en los zapatos, así que asegúrate de desinfectar también el calzado que uses.

Existen tres tipos de infección. El interdigital se produce entre los dedos de los pies y provoca picor, descamación, sequedad y grietas en la piel. El tipo mocasín se caracteriza por dolor en el pie y piel engrosada en el talón o a lo largo de la planta. El pie de atleta vesicular se desarrolla en forma de ampollas bajo la piel. Las infecciones leves pueden tratarse con lociones antimicóticas, pero las más graves pueden requerir la prescripción de medicamentos antimicóticos tópicos más fuertes o pastillas.

El ajoeno, un compuesto organosulfurado, se extrae del ajo y, en un estudio, se añadió a una crema para comprobar su eficacia como tratamiento antifúngico en pacientes con pie de atleta. El 79 % de los sujetos quedaron completamente libres del hongo tras siete días de tratamiento. El resto de los pacientes se curaron tras siete días adicionales. No se observaron infecciones recurrentes al cabo de tres meses.[91] El ajoeno se probó incluso frente a la terbinafina, un medicamento antifúngico prescrito habitualmente para tratar esta afección. Los sujetos que recibieron una aplicación tópica del 1 % de ajoeno dos veces al día se curaron en todos los casos tras sesenta días de tratamiento, mientras que los que recibieron el 1 % de terbinafina se curaron en el 94 % de los casos.[92] El ajoeno no solo es más eficaz que la terbinafina, sino que los extractos alcohólicos de ajo que contienen ajoeno son relativamente baratos. Así, esta planta puede proporcionar un tratamiento antifúngico eficaz y de bajo coste para el pie de atleta.

41. TIÑA
—

La tiña es una infección fúngica de las capas externas de la piel que se caracteriza por una erupción roja que forma un círculo, o anillo, en la superficie de la piel con un parche de piel más clara en el centro. El hongo puede afectar a cualquier zona del cuerpo con uno o varios anillos. Es contagioso. Incluso tocar ropa de cama, toallas o superficies que han estado en contacto con el hongo puede hacer que se adhiera a la piel y empiece a multiplicarse. Los niños son los más susceptibles. Al principio, la erupción es roja, pica y es plana. Si progresa, la piel puede inflamarse y aparecer ampollas con pus. Se pueden utilizar cremas antifúngicas para eliminar la infección, pero en casos graves puede ser necesario que un especialista recete medicamentos antifúngicos.

Se ha comparado la seguridad y potencia del compuesto antifúngico del ajo, el ajoeno, con la terbinafina, un medicamento habitual para tratar las infecciones fúngicas de la piel. Se seleccionó aleatoriamente a sesenta hombres diagnosticados de tiña inguinal o pie de atleta para que se los tratara con gel de ajoeno o crema de terbinafina. Al cabo de sesenta días, el gel de ajoeno eliminó todos los signos y síntomas de la infección fúngica en el 73 % de los casos, mientras que la crema de terbinafina fue eficaz en el 71 % de ellos.[93]

El ajo es una planta que puede utilizarse para tratar tópicamente la tiña, aliviando no solo el intolerable picor, sino el propio hongo: calienta a fuego bajo ajo recién cortado en aceite de oliva durante diez minutos y extiéndelo sobre la zona infectada cuando el aceite ya se haya enfriado. Esto puede hacerse varias veces al día, hasta que desaparezca la infección. Se puede preparar con antelación y utilizarlo cada día, siempre que se tenga cuidado para que el aceite no se haya contaminado con el hongo.

42. TIÑA INGUINAL

La tiña inguinal es una infección fúngica ligeramente contagiosa que aparece en las ingles. Se desarrolla cuando el hongo encuentra un lugar cálido y húmedo para crecer. La piel se enrojece en la ingle y a menudo se extiende hacia el interior de los muslos, los genitales y las nalgas. La erupción se caracteriza por ser pruriginosa, seca y escamosa, con ampollas rojas llenas de pus que pueden supurar. Suele ser mucho más frecuente en hombres que en mujeres y en quienes sudan mucho, padecen diabetes, tienen el sistema inmunitario debilitado o llevan ropa interior ajustada. Se contagia por contacto directo, así que no compartas toallas ni ropa con una persona infectada. Dado que se trata del mismo hongo que causa el pie de atleta, se debe tener cuidado de no propagar el hongo de la ingle al pie o viceversa. Mantén ambas zonas limpias y secas para evitar que el hongo se extienda. Las pomadas, lociones o aerosoles antimicóticos pueden servir para eliminar las infecciones leves en pocas semanas. Las infecciones más graves o los casos recurrentes pueden requerir medicamentos antifúngicos más potentes.

El ajoeno es un compuesto azufrado del ajo que tiene actividad antifúngica. Se comparó con la terbinafina, un medicamento habitual para tratar las infecciones fúngicas de la piel. Sesenta hombres con tiña inguinal o pie de atleta se distribuyeron aleatoriamente en dos grupos: uno recibió gel de ajoeno y el otro, crema de terbinafina. Al cabo de sesenta días, el gel de ajoeno curó por completo la infección fúngica en el 73 % de los hombres, mientras que la crema de terbinafina tuvo una eficacia del 71 %.[94] El ajo proporciona un compuesto novedoso que puede utilizarse clínicamente para tratar la tiña inguinal, aliviando no solo el insoportable picor, sino también el propio hongo. Si es tu caso, prueba a calentar ajo fresco picado en aceite de oliva y, cuando se enfríe, frota la piel con el aceite. Repite la operación varias veces al día, hasta que desaparezca la infección.

43. TRICOMONIASIS VAGINAL

La tricomoniasis vaginal, también conocida como tricomonosis, es una enfermedad de transmisión sexual común causada por el parásito *Trichomonas vaginalis*. De los millones de personas portadoras del parásito, solo un porcentaje de ellas lo sabe. La mayoría de los casos pasan desapercibidos porque son asintomáticos.

Si aparecen síntomas, las mujeres suelen tener un flujo vaginal maloliente acompañado de picor genital, relaciones sexuales dolorosas y ardor al orinar. Los hombres pueden experimentar picor en el interior del pene, secreción o sensación de quemazón al orinar o eyacular. Para su transmisión es necesario el contacto genital con una persona infectada y el periodo de incubación oscila entre cinco y veintiocho días. Ambos miembros de la pareja necesitan tratamiento con antibióticos seguido de abstinencia sexual hasta que la infección desaparezca, normalmente durante una semana.

El tratamiento de referencia para la tricomoniasis vaginal es el metronidazol, un medicamento utilizado para tratar las infecciones por parásitos. Los organismos de salud advierten de que este fármaco puede ser peligroso, ya que se ha demostrado que es cancerígeno en ratas y ratones. También puede causar graves afecciones al sistema nervioso y solo debe utilizarse cuando sea absolutamente necesario. En consecuencia, hay mucho interés en encontrar terapias alternativas para tratar la enfermedad.

El ajo resulta prometedor como agente fitoterapéutico. Se examinó su efecto en la multiplicación y motilidad del *Trichomonas vaginalis* cuando se exponía a distintas concentraciones de ajo en polvo. Este inhibió completamente tanto la multiplicación como la motilidad del parásito tras veinticuatro horas con la dosis más alta y tras noventa y seis horas con la dosis más baja. Estos resultados fueron comparables a los del metronidazol, aunque se necesitó una dosis mayor de ajo para obtener los mismos resultados.[95] El ajo es seguro de consumir, con efectos secundarios leves, si es que aparece alguno. Por lo tanto, puede tenerse en cuenta en los casos de tricomoniasis vaginal para reducir las dosis del metronidazol.

44. TUBERCULOSIS
—

La tuberculosis es una enfermedad infecciosa causada por la bacteria *Mycobacterium tuberculosis*. Se propaga cuando una persona infectada libera al aire —al toser, estornudar, reír, escupir o hablar— gotitas microscópicas que contienen bacterias. Si estas gotitas se inhalan, la bacteria encuentra un nuevo huésped.

Millones de personas en todo el mundo tienen la bacteria de la tuberculosis en su forma latente. Esto significa que está presente en el organismo, pero en estado inactivo y sin síntomas evidentes. Esta forma no es contagiosa, pero puede convertirse en tuberculosis activa, por lo que el tratamiento sigue siendo necesario.

La tuberculosis activa es contagiosa porque las bacterias se multiplican y afectan a los pulmones y a veces a otras partes del cuerpo. Se manifiestan síntomas de tos crónica con o sin sangre, dolor torácico, fiebre, fatiga y sudores nocturnos. La tuberculosis es la principal causa de muerte infecciosa en todo el mundo y la primera entre personas seropositivas. El tratamiento actual con antibióticos dura de seis a nueve meses, a menos que la cepa sea farmacorresistente, en cuyo caso se prescribe una combinación de antibióticos durante un máximo de treinta meses. Muchas cepas de la bacteria de la tuberculosis son resistentes a uno o más de estos fármacos, por lo que el temor a que más bacterias alcancen esta capacidad hace que el futuro del tratamiento de la tuberculosis sea incierto.

El ajo se ha estudiado como agente antituberculoso y ha mostrado resultados prometedores contra la bacteria *Mycobacterium tuberculosis*.[96] Uno de los compuestos del ajo responsables de esta actividad es la alicina. Los glóbulos blancos expuestos a alicina en laboratorio suprimieron la actividad de la bacteria de la tuberculosis.[97] Esto significa que la inflamación crónica de los pulmones disminuiría o desaparecería en pacientes con la enfermedad. Incluso las cepas resistentes a los fármacos son susceptibles al ajo. Se probaron quince de ellas y el ajo inhibió toda actividad.[98] El ajo debería incluirse en los planes de tratamiento de las personas con tuberculosis tanto latente como activa, especialmente cuando haya variedades resistentes a los fármacos.

CAPÍTULO 2

DALE VIDA A TU BIENESTAR

—

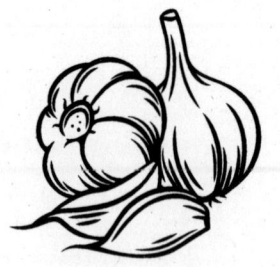

45. AGUJETAS POR EL EJERCICIO

—

Después de meses de inactividad, salir a jugar un partido de fútbol o a correr con un amigo puede parecer tentador. Sin embargo, la incomodidad al día siguiente por los músculos doloridos hace que uno pueda arrepentirse de haberlo hecho. Antes de que te pueda ocurrir, quizá quieras tomar medidas preventivas para evitar las agujetas.

Este tipo de dolor muscular también puede ser consecuencia de la tensión, el estrés o una enfermedad. Puede aparecer en cualquier parte del cuerpo y durar desde varias horas hasta meses. Si está inducido por el ejercicio, el dolor es el resultado de desgarros microscópicos en las fibras musculares, mientras que, si está relacionado con una enfermedad, puede estar causado por una inflamación.

De cara a prepararte para una sesión intensa de ejercicio, añade ajo a la dieta antes de comenzar a practicarlo y continúa consumiéndolo unos días después para reducir las agujetas. Un suplemento de ajo administrado a atletas de alto rendimiento durante catorce días antes de una carrera y durante dos días después redujo las agujetas. Tenían niveles más altos de antioxidantes, lo que reduce el estrés oxidativo y, en consecuencia, el daño muscular. Se midieron niveles significativamente más bajos de creatina quinasa, una molécula que aumenta tras el daño muscular esquelético, y de interleucina 6, una proteína que promueve la inflamación. El dolor muscular percibido tras el ejercicio también fue menor en comparación con el grupo de control, que también practicó el ejercicio, pero no tomó el suplemento de ajo.[99]

46. ANGINA DE PECHO

—

Se trata del dolor o malestar en el pecho cuando es síntoma de enfermedad coronaria. Se produce cuando no llega suficiente sangre rica en oxígeno al corazón debido al estrechamiento u obstrucción de una o varias de las arterias que conducen a dicho órgano. Existen dos tipos. El primero, la angina estable, suele desencadenarse con el ejercicio físico y dura poco tiempo. Se siente como una presión u opresión en el pecho y las molestias pueden extenderse al cuello, la mandíbula, los hombros, la espalda o los brazos. Las mujeres pueden experimentar distintos síntomas, como náuseas, dificultad para respirar, fatiga extrema y dolor abdominal. El segundo tipo, la angina inestable, es más grave y puede causar dolor torácico en cualquier momento, incluso en reposo. Suele durar más tiempo y suele estar causada por un coágulo de sangre que bloquea parcial o totalmente el flujo sanguíneo al corazón. El resultado puede ser un infarto de miocardio. La angina estable leve suele requerir simplemente adoptar un estilo de vida más saludable. Medicamentos como las estatinas, los betabloqueantes, los antagonistas del calcio, la nitroglicerina, la aspirina y otros fármacos anticoagulantes ayudan a mejorar el flujo sanguíneo. La angina inestable puede requerir una angioplastia y colocación de un *stent* o cirugía de *bypass* coronario para eliminar cualquier obstrucción y restablecer el flujo sanguíneo al corazón.

Entre los muchos beneficios del ajo destaca su actividad antitrombótica. Tiene la capacidad de disminuir la formación de coágulos sanguíneos al impedir que las plaquetas se adhieran entre sí. Esto se demostró en pacientes con angina inestable que recibieron inyecciones intravenosas de ajo durante diez días. Los síntomas mejoraron en un 82 %

y en la evaluación clínica mediante electrocardiograma se observó una corrección del flujo sanguíneo del 62 %.[100] El ajo puede utilizarse como terapia profiláctica diaria para prevenir la angina de pecho o disminuir la incidencia o gravedad de los episodios.

47. ANTICOAGULANTE
—

Los coágulos sanguíneos son necesarios para detener las hemorragias, pero también pueden formarse en lugares del cuerpo donde pueden ser peligrosos. En las arterias y las venas, los coágulos se forman en un intento de reparar el daño tisular depositando capas de fibrina y plaquetas. Esto es un problema porque estos coágulos ralentizan el flujo sanguíneo. Pueden llegar a obstruir completamente los vasos sanguíneos en su lugar de origen, o bien desprenderse y taponar una vena o arteria en otra parte del cuerpo. Esto puede ser muy grave y provocar un infarto de miocardio o un ictus. Dependiendo de dónde se localice el coágulo, el tratamiento consistirá en medicamentos anticoagulantes, paracetamol o ibuprofeno para controlar el dolor y la inflamación. Algunos efectos secundarios de los anticoagulantes son hematomas graves, encías sangrantes, vómitos de sangre, dolor torácico y hemorragias nasales prolongadas.

La capacidad del ajo para inhibir la agregación plaquetaria y reducir el colesterol LDL y la presión arterial lo convierten en una excelente opción para mejorar el flujo sanguíneo y disminuir la incidencia de coágulos. La eficacia del ajo se demostró en sujetos con perfiles lipídicos normales que ingirieron diariamente extracto de ajo envejecido durante trece semanas. Al final del periodo de prueba, se extrajo sangre de estos sujetos y se trató con ADP, un compuesto natural del organismo que hace que las plaquetas se adhieran entre sí para formar coágulos. La sangre de los sujetos que consumían ajo mostró una inhibición significativa de la agregación plaquetaria.[101] El ajo es igual de eficaz en los enfermos coronarios, que suelen presentar niveles elevados de lípidos, como el colesterol. La administración diaria de ajo aumentó significativamente la desintegración de coágulos, además de reducir el colesterol.[102] Las personas con riesgo de sufrir enfermedades cardiovasculares o accidentes cerebrovasculares pueden considerar el consumo diario de ajo como medida preventiva.

48. CALLOS

Un callo es una protuberancia localizada, endurecida y rodeada de piel inflamada más blanda que duele al presionarla o tocarla. Suelen aparecer en la parte superior y lateral de los dedos o incluso entre ellos. Surgen por la presión del hueso o la fricción contra la piel. El primer paso para evitar los dolorosos y antiestéticos callos es eliminar la fuente de presión. Esto puede significar tan solo cambiar de calzado por otro que se ajuste mejor a los pies. Los zapatos demasiado holgados pueden causar fricción por el deslizamiento repetido, mientras que los que aprietan en exceso pueden comprimir el pie. Usa calcetines para reducir la fricción y considera la posibilidad de utilizar almohadillas adhesivas para proteger el callo, aliviando la presión sobre la zona. También existen vendas con ácido salicílico para ablandar la piel muerta, pero también pueden dañar la piel sana. Si no existen problemas de salud subyacentes, los callos pueden eliminarse gradualmente en casa. Sumerge la zona afectada en agua caliente hasta que el callo se ablande y, a continuación, ve eliminando con cuidado las capas superiores de piel, las que se desprendan con facilidad. Ten cuidado de no retirar demasiada piel, ya que resultará doloroso y dejará al descubierto grietas o desgarros que pueden llevar a una infección.

Una forma no agresiva de eliminar los callos es aplicar ajo directamente sobre la zona. Cuando se forman callos en la piel, el cuerpo responde enviando fibrina, una proteína, a la zona para iniciar la cicatrización de la herida. Las moléculas de fibrina son como largos hilos que se entrelazan y forman una malla sobre el callo. El ajo desintegra este tejido de fibrina y separa el callo de la piel.[103]

Para eliminar un callo, corta un diente de ajo y frótalo para que el jugo cubra la zona. A continuación, sujeta el ajo al callo con una venda. Es más cómodo hacerlo antes de acostarse. Por la mañana, desecha el ajo y lava el pie. Repítelo cada noche. Al cabo de una semana, el callo debería haber desaparecido; en última instancia, por supuesto, depende del tamaño de la protuberancia. Los más grandes con tejido más endurecido tardarán más.

49. CARIES
—

La boca está llena de bacterias. Algunas son útiles y otras son perjudiciales. Las bacterias dañinas forman una sustancia pegajosa e incolora llamada *placa* que se adhiere a los dientes y a la unión de las encías con las piezas dentales. A la placa le encanta alimentarse de azúcares y almidones, por lo que casi todas las comidas le proporcionan sustento para crecer. A medida que las bacterias de la placa se alimentan de los azúcares, producen ácidos. Estos ácidos desmineralizan la superficie del diente extrayendo el calcio y el fosfato del esmalte. La saliva intenta neutralizar los ácidos y aportar los minerales que faltan para que el esmalte dental pueda remineralizarse. Cuando la desmineralización es más rápida que la remineralización, el diente empieza a cariarse, creando unos agujeros llamados *caries*. Las caries son un importante problema de salud bucodental y afectan hasta al 90 % de los niños y a la mayoría de los adultos. El único tratamiento para las caries es perforarla y rellenar el agujero con productos específicos.

Una vez iniciada la caries, el proceso no tiene marcha atrás. Por lo tanto, lo mejor es la prevención. Es esencial una buena rutina de higiene bucal que debe incluir el uso del hilo dental una vez al día y el cepillado dos veces al día. Reducir el consumo de azúcar también ayuda a disminuir la producción de ácido de las bacterias que causan la erosión del esmalte.

Existen varios enjuagues bucales comerciales que contienen ingredientes capaces de eliminar las bacterias, pero los efectos secundarios pueden incluir vómitos, diarrea, manchas en los dientes y alteración de la flora bucal e intestinal. Las plantas naturales, como el ajo, pueden ser eficaces para prevenir la caries con muchos menos efectos secundarios. El ajo con óxido de calcio se comparó con la clorhexidina (antiséptico), el fluoruro sódico (remineralización), el fluoruro con aceites esenciales (remineralización y antiséptico) y el alumbre (antiséptico) por su capacidad para destruir las bacterias causantes de la caries. Después de la clorhexidina, el ajo con óxido de calcio resultó ser el enjuague bucal más eficaz para destruir las bacterias no deseadas y proteger los dientes de la caries.[104] El ajo es eficaz incluso contra las cepas multirresistentes de *Streptococcus mutans*, que contribuyen a la caries. En noventa y dos cepas aisladas de esta bacteria procedentes de dientes cariados, el 30 % eran resistentes a cuatro o más antibióticos. En cambio, ninguno de ellos era resistente al ajo.[105] Así que su uso como ingrediente en enjuagues bucales o dentífricos podría ayudar a reducir la incidencia de las caries.

50. CASPA
—

La caspa es una enfermedad crónica caracterizada por la descamación de las células de la piel del cuero cabelludo. Las escamas son visibles en el pelo y los hombros como pequeñas motas blancas y aceitosas. No es una enfermedad peligrosa, pero puede resultar embarazosa para algunas personas. Una de las principales causas de la caspa es la dermatitis seborreica. Se cree que se desarrolla cuando los hongos *Malassezia*, que suelen encontrarse en las glándulas sebáceas de la piel, favorecen la aparición de escamas blancas o amarillas en el cuero cabelludo. La piel de estas zonas se desprende en forma de caspa. Los casos leves son fáciles de tratar con una higiene capilar diaria para reducir la acumulación de grasa y células cutáneas. Otros casos son más difíciles y pueden necesitar champús medicinales. Algunos de estos contienen agentes antifúngicos para eliminar los microorganismos indeseados. Otros ralentizan la tasa de mortalidad de las células cutáneas para reducir la acumulación y la descamación.

El ajo se considera un excelente remedio casero contra la caspa causada por la dermatitis seborreica y refuerza el sistema inmunitario del organismo para combatir las infecciones por *Malassezia*. Se ha demostrado que inhibe, en la dosis adecuada, el crecimiento de noventa cepas de diversos hongos, incluidas las de *Malassezia*.[106] Esto hace del ajo un candidato prometedor para controlar la proporción de este tipo de hongos en las secreciones oleosas del cuero cabelludo y prevenir el desarrollo de la dermatitis seborreica y la caspa resultante.

Para tratar la caspa, se puede machacar ajo y añadirlo a aceite de oliva. Tras una infusión de veinte minutos o más, esta mezcla se frota en el cuero cabelludo y se deja actuar durante 15 minutos. Luego, aclarar y lavar con el champú habitual.

51. CEFALEAS Y MIGRAÑAS
—

El dolor de cabeza puede aparecer en cualquier parte de la cabeza y ser agudo, sordo o pulsátil. Puede durar desde menos de una hora hasta varios días. Las migrañas son una forma de dolor de cabeza intenso, generalmente solo en un lado, acompañado de náuseas, vómitos y sensibilidad a la luz y el sonido. Las migrañas pueden aparecer con señales de advertencia, como puntos ciegos en el campo visual, destellos de luz o sensación de hormigueo en la cara, brazos o piernas. Pueden llegar a ser tan graves como para incapacitar a la persona que las sufre y a menudo requieren reposo y aislamiento para recuperarse.

Las causas de las migrañas son diferentes para cada persona. Los desencadenantes son variados: cambios en los niveles hormonales, alergias alimentarias, estrés, algunos medicamentos, estímulos sensoriales o cambios en el entorno, como una caída de la presión barométrica por una tormenta que se aproxima. Los dolores de cabeza habituales pueden deberse a multitud de factores, desde la deshidratación a dormir poco o a una infección. También pueden ser síntomas de una enfermedad. Para aliviar los síntomas suelen utilizarse analgésicos. En el caso de las migrañas, también se recetan medicamentos contra las náuseas.

Durante siglos se ha sugerido el ajo como tratamiento para el dolor de cabeza. Tal vez sea su capacidad para diluir la sangre lo que puede reducir el riesgo de cefaleas, pero lo más probable es que sea una combinación de factores lo que lo hace eficaz. Se administró aceite de ajo a ratas adultas con depresión cortical difusa inducida, que se cree que es una causa subyacente de las auras y el dolor de la migraña. El aceite de ajo suprimió la gravedad de la enfermedad, aunque no afectó a su duración.[107] Esto sugiere que el ajo puede disminuir la intensidad de los dolores de cabeza y las migrañas, pero no su duración.

El dolor de cabeza por exposición a sustancias químicas, como el plomo, también puede ser muy intenso. El aceite de ajo fue capaz de reducir significativamente los síntomas de dolor de cabeza en hombres con altos niveles de plomo en sangre, además de eliminar el metal. Cabe argumentar que la desaparición del dolor de cabeza siguió de forma natural a la eliminación del plomo del organismo, pero también se utilizó otra sustancia, la d-penicilamina, para eliminar el plomo en sujetos comparables; sin embargo, este medicamento no alivió los síntomas del dolor de cabeza.[108]

Tomarse un diente de ajo fresco para aliviar el dolor de cabeza es una opción, aunque puede ser más recomendable un té de ajo. Otra forma de tomarlo es inhalar el vapor de dientes de ajo hervidos en agua. Eso sí, ten cuidado de no quemarte las fosas nasales.

52. CURACIÓN DE HERIDAS

Las heridas en la piel son muy frecuentes y le ocurren a todo el mundo. Ya sea en la punta del dedo al cortar zanahorias o al resbalarnos con la grava y rasparnos una rodilla, los cortes y rasguños desgarran el tejido cutáneo y suelen provocar hemorragias. Si la herida es profunda, sangra mucho o tiene algún objeto incrustado, ve al médico. Pero, si es leve, puede tratarse en casa.

Lávate las manos con agua y jabón. Limpia el corte o rasguño vertiendo agua fría y limpia para eliminar la suciedad y los restos. A continuación, vuelve a lavarte con agua y jabón. Una vez limpia, sobre la zona puede aplicarse una pomada antibiótica.

Se ha observado que el ajo envejecido mejora significativamente la cicatrización de heridas en los pollos. En un estudio, se expuso a pollitos de una semana de vida con heridas dorsales a diferentes concentraciones de una solución de ajo envejecido sobre la piel. Todas las heridas expuestas al ajo mostraron un aumento del movimiento de las células de la piel hacia el interior de las heridas, lo que provocó una disminución de su tamaño. El colágeno se depositó a mayor velocidad y se formaron nuevos y abundantes vasos sanguíneos. No se observaron cambios significativos en el grupo de control de pollos que no recibieron la solución de ajo envejecido.[109] Se comprobó incluso que el ajo, como parte de un apósito para heridas de nanofibras de miel y quitosano, curaba las heridas más rápidamente que un producto comercial en forma de apósito estéril con plata que se utiliza habitualmente.[110]

53. DIARREA
—

La diarrea consiste en deposiciones sueltas y acuosas. Es muy frecuente y suele durar unos días, aunque una diarrea prolongada puede indicar una afección médica, como por ejemplo el síndrome del intestino irritable. La diarrea suele ir acompañada de calambres y dolor de estómago, hinchazón, fiebre, náuseas y vómitos. Se produce cuando las heces se desplazan demasiado deprisa por el colon y este no tiene tiempo de absorber suficiente líquido. Los principales responsables de la diarrea son los virus, las bacterias y los parásitos. La intolerancia alimentaria y muchos medicamentos también pueden causarla en personas susceptibles. Si la diarrea persiste más de unos días y la causa es bacteriana o parasitaria, los médicos pueden recetar antibióticos.

Algunos organismos patógenos conocidos por causar diarrea en humanos (*E. coli*, *Salmonella*, *Shigella* y *Proteus mirabilis*) fueron expuestos a extracto de ajo y a los antibióticos de amplio espectro ciprofloxacino y ampicilina. El ajo fue más eficaz que la ampicilina sobre los cuatro tipos de bacterias y fue similar a la ciprofloxacina en su actividad antimicrobiana. La ampicilina se ha recetado indiscriminadamente durante muchos años y las cepas de bacterias se están volviendo resistentes a ella, lo que disminuye su eficacia. Este tipo de resistencia no se conoce en el caso del ajo.[111] El ajo puede consumirse en casos de diarrea para destruir las bacterias infecciosas y combatir los síntomas.

54. DIURÉTICOS

—

Los diuréticos son fármacos u otras sustancias que obligan a los riñones a eliminar el exceso de agua y sal de la sangre y los tejidos. El exceso se elimina a través de la orina. Suelen recetarse cuando los problemas médicos provocan una acumulación excesiva de líquido en los tejidos. Esto crea presión y puede provocar una serie de problemas de salud. Al eliminar el agua, se reduce la presión en los tejidos y se facilitan procesos como la respiración y el bombeo de sangre. Por ello, los diuréticos se utilizan a menudo para reducir el volumen sanguíneo en las personas con hipertensión, preservando la integridad estructural de las arterias y reduciendo el riesgo de infarto e ictus.

El ajo es un diurético natural que puede utilizarse en lugar de las pastillas recetadas cuando se padecen formas leves de hipertensión o cuando hay hinchazón. Recuerda que el ajo tomado con otros diuréticos puede inducir la pérdida de demasiada agua, con la consiguiente deshidratación. Si tomas diuréticos recetados, consulta siempre con el médico antes de tomar ajo como complemento. Ten en cuenta que en los estudios con perros la respuesta diurética del ajo alcanza su efecto máximo entre treinta y cuarenta minutos después de ingerirlo y que los riñones vuelven a su funcionamiento normal al cabo de 100 a 150 minutos. El tiempo de reacción en los humanos será diferente, pero el modelo canino sirve como pauta general. En un estudio sobre el uso del ajo como diurético con perros, estos no solo experimentaron un aumento de la eliminación de líquidos, sino también una disminución simultánea de la presión arterial.[112] Dicho esto, se recomienda precaución al dar ajo a los perros. Contiene tiosulfato, que es tóxico para estos animales y puede causarles trastornos digestivos y anemia. Ahora bien, en los seres humanos tomar esta planta es, sin duda, una forma segura y eficaz de eliminar el exceso de líquido del organismo.

55. DOLOR DE MUELAS
—

Un dolor agudo o punzante en una pieza dental o a su alrededor puede ser una tortura. El dolor puede ser constante o manifestarse solo cuando se ejerce presión sobre la pieza y suele deberse a la irritación de la raíz nerviosa del diente. A veces se produce hinchazón alrededor y dolor de cabeza. Algunas de las causas más comunes son las caries, empastes dañados, encías infectadas, traumatismos en el diente o bruxismo. A menudo es necesario un tratamiento dental para reparar un diente dañado. Los analgésicos se utilizan para calmar temporalmente el dolor y la inflamación.

Una alternativa a medicamentos como el ibuprofeno o el paracetamol es el ajo. Para el dolor intenso, la fuente más potente de ajo es el ajo fresco y crudo. Pela un diente de ajo y córtalo por la mitad. Presiona con las mitades ambos lados del diente, asegurándote de cubrir también las encías. Esto puede provocar una sensación de hormigueo o quemazón. Si te resulta incómodo, retíralo y enjuágate la boca con agua. El ajo debería bajar la inflamación y reducir el dolor. Si la causa del dolor es una infección, el ajo es un excelente antimicrobiano y puede reducir los síntomas al eliminar las bacterias o los hongos.

Otro método consiste en machacar varios dientes de ajo y mezclarlos con una cucharadita de sal marina. Esta pasta puede aplicarse directamente sobre el diente afectado. Después de cinco minutos, enjuágate la boca con agua salada. Se puede preparar un enjuague bucal con una receta similar, a base de dientes de ajo machacados, sal marina y agua tibia. Enjuágate la boca durante varios minutos antes de escupir. Esto puede hacerse varias veces al día, hasta que desaparezca el dolor.

56. ENVEJECIMIENTO
—

El proceso de envejecer implica muchos cambios en el organismo. Las arterias se endurecen, los huesos pierden densidad, la memoria disminuye, la piel se debilita y aparecen las arrugas. El ritmo al que se producen estos procesos varía de una persona a otra. La genética y las enfermedades desempeñan un papel en cuándo y cómo envejecemos, pero la dieta y el estilo de vida influyen significativamente en el proceso. Hay muchas teorías sobre el envejecimiento, pero la de los radicales libres está ganando cada vez más peso. Se cree que los radicales libres son los responsables de los daños relacionados con la edad en las células y tejidos. Se trata de moléculas inestables que buscan activamente un electrón. Atacan a la molécula estable más cercana y le roban uno de sus electrones, convirtiendo también a esa molécula en un radical libre. Esto inicia una reacción en cadena de creación de radicales libres que, en última instancia, pueden destruir las células.

La clave para detener estos radicales libres reside en los antioxidantes. Dado que el ajo y sus componentes tienen propiedades antioxidantes, se ha estudiado su capacidad para reducir los efectos de la exposición a los rayos UV sobre el envejecimiento de la piel. Un suplemento de ajo en la dieta de ratones irradiados con UV redujo la formación de arrugas, el debilitamiento epidérmico y la generación de radicales libres. Las enzimas antioxidantes aumentaron. Se suprimió la degradación del colágeno dérmico y de la fibra elástica,[113] quedando la piel más firme y elástica. Parece que el ajo envejecido es más eficaz que el ajo crudo o cocido porque contiene mayores cantidades de antioxidantes organosulfurados.[114] El consumo diario de ajo puede ser eficaz para reducir el envejecimiento cutáneo inducido por la radiación UV.

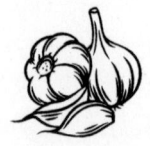

57. ESTOMATITIS PROTÉSICA
—

Las enfermedades de las encías, las caries o las lesiones en la boca pueden dañar los dientes hasta el punto de que se caigan o haya que extraerlos. Las prótesis dentales pueden sustituir los dientes que faltan, mejorando así el aspecto facial y la capacidad para comer y hablar; las prótesis completas sustituyen todas las piezas dentales. Las dentaduras postizas deben retirarse por la noche y limpiarse con un cepillo de dientes de cerdas suaves para eliminar los alimentos, la placa, las bacterias y los hongos. Guardar la dentadura postiza durante la noche en un vaso de agua evitará que se seque y se deforme. Si no se limpian correctamente, las dentaduras postizas pueden causar irritación de las encías y mal aliento. Cepillar la dentadura postiza elimina los alimentos y la placa, pero no es muy eficaz con las bacterias y levaduras. Si no se utiliza un agente desinfectante además del cepillado, el portador de la dentadura corre el riesgo de que se le infecten las membranas mucosas de la boca. La causa suele ser la *Candida*, una levadura que suele encontrarse en la boca. Puede multiplicarse y prosperar en las encías, bajo la dentadura postiza. Esto provoca una enfermedad conocida como estomatitis protésica, que conlleva la inflamación y el enrojecimiento de las encías.

La nistatina es un medicamento antifúngico utilizado habitualmente para tratarla. Tiene un sabor amargo y puede causar irritación en la boca, náuseas, diarrea o malestar estomacal. Este fármaco se estudió comparativamente con el ajo para la eliminación de las infecciones por *Candida* en la boca de pacientes a los que se había diagnosticado estomatitis protésica. Durante cuatro semanas, los pacientes de ambos grupos experimentaron una reducción significativa de sus infecciones, pero los que tomaron ajo se mostraron más satisfechos con el tratamiento.[115] Esto puede deberse a la ausencia de efectos secundarios del ajo y a su sabor más agradable.

El ajo es más efectivo que otros medicamentos antifúngicos, como el fluconazol. Esto es especialmente importante porque algunas especies de hongos son resistentes a él. Se aislaron varias especies de *Candida* de las dentaduras de los pacientes y se expusieron al aceite esencial de ajo o al fluconazol. Casi todas fueron destruidas por el ajo; tan solo un pequeño porcentaje de ellas fueron resistentes al fluconazol y siguieron prosperando. En investigaciones posteriores, las células de *Candida* que se agrupan para formar biopelículas —una película viscosa de células de levadura que se adhiere a las dentaduras postizas— fueron muy resistentes a la destrucción por fluconazol. El ajo, sin embargo, demostró ser más potente y eliminó la mayoría de ellas.[116] El uso del ajo en combinación con los fármacos antifúngicos o en lugar de ellos puede eliminar las infecciones más rápidamente y de una forma más segura y menos agresiva para el organismo.

58. FALTA DE ALIENTO

Tener dificultades para respirar puede ser agobiante. Varios factores desencadenantes, como la altitud, la obesidad, el ejercicio extenuante o las temperaturas extremas, pueden provocar sensación de ahogo. En muchos casos, sin embargo, es síntoma de ciertas afecciones médicas, sobre todo las que afectan al corazón y los pulmones. La falta de aire suele ir acompañada de niveles bajos de oxígeno en la sangre de las arterias. Esto puede deberse a que los pulmones no absorben suficiente oxígeno del aire o a que la sangre no transporta bastante oxígeno a los tejidos. Sea cual sea la causa, la respiración se ve afectada.

Las personas con síndrome hepatopulmonar tienen dificultad para respirar y presentan bajos niveles de oxígeno en la sangre arterial. Se ha demostrado que el ajo mejora la respiración de estos pacientes al aumentar sus niveles de oxígeno en sangre. El 40 % de los sujetos a los que se administró cápsulas de ajo en polvo cada día durante seis meses aumentaron la cantidad de oxígeno en sangre en al menos 10 mmHg o disminuyeron la diferencia en la cantidad de oxígeno en las células pulmonares en comparación con las arteriales, lo que significa que se se transportaba más oxígeno por todo el cuerpo.[117] En niños con este síndrome, las cápsulas de ajo en polvo también aumentaron los niveles de oxígeno en sangre en 10 mmHg, pero esta vez en el 53 % de los pacientes.[118] Parece que el ajo es eficaz para mejorar los niveles de oxígeno en la sangre arterial y puede ayudar a aliviar los problemas respiratorios. Y, pese a que no es eficaz en todos los pacientes, merece la pena probarlo.

59. FIEBRE

La fiebre es un aumento temporal de la temperatura corporal. No es una enfermedad, sino un signo de que algo inusual está sucediendo en el cuerpo. Las fiebres leves deben dejarse sin tratar para permitir que el sistema inmunitario se encargue de la causa. Las fiebres altas son más preocupantes y requieren alguna intervención. Pueden ir acompañadas de sudoración, escalofríos, fatiga, debilidad muscular y dolor de cabeza. Suelen estar causadas por virus, bacterias, algunos medicamentos, quemaduras solares, afecciones inflamatorias o tumores malignos. Los medicamentos como la aspirina, el paracetamol o los antibacterianos recetados son eficaces para reducir la fiebre, pero conllevan riesgos. Los antibióticos destruyen las bacterias intestinales que nos ayudan, provocando trastornos digestivos; el uso excesivo de paracetamol puede causar daños renales y hepáticos; y la aspirina puede causar dolor de estómago, hemorragias y debilidad.

El uso de hierbas medicinales para tratar dolencias y síntomas corporales es cada vez más popular. En dieciséis centros sanitarios de Trinidad elegidos al azar, se seleccionó a pacientes que solían utilizar hierbas para controlar su salud para que aportaran información sobre su uso específico. Creían tan firmemente en el potencial de estas hierbas que el 87 % pensaba que eran tan eficaces como la medicación recetada. Se citaron más de cien hierbas y plantas diferentes, y el ajo fue la más popular. De los 265 participantes, el 48 % utilizaba el ajo, sobre todo para reducir la fiebre, la tos y los síntomas del resfriado común.[119] A pesar de la ausencia de ensayos clínicos que hayan estudiado el ajo para combatir la fiebre en humanos, su validez está avalada por un uso extendido y prolongado. Esto se ve respaldado por un estudio en el que se infectó a cerdos con un virus porcino. Los que recibieron ajo presentaron temperaturas rectales más bajas que los cerdos del grupo de control, que no lo habían estado tomando.[120]

60. FIEBRE DEL HENO
—

Las reacciones alérgicas que se producen cuando, en determinados momentos del año, ciertos irritantes ambientales son más abundantes, como el polen en primavera,

DALE VIDA A TU BIENESTAR

pueden causar irritaciones similares a los síntomas de un resfriado. Se traducen en secreción nasal, picor y lagrimeo de ojos, estornudos frecuentes, congestión de los senos paranasales y, posiblemente, dolores de cabeza. Pero no se trata solo de los alérgenos del exterior. Los de espacios interiores, como los ácaros del polvo o la caspa de las mascotas, pueden provocar síntomas de fiebre del heno en cualquier época del año.

Se produce cuando el sistema inmunitario reacciona de forma anormal a estas sustancias inocuas. Las considera invasores indeseables y las ataca produciendo anticuerpos específicos que identifican el alérgeno como nocivo para el organismo. Cada vez que una persona entra en contacto con ese alérgeno, se activa la respuesta alérgica.

Las alergias no tienen cura, pero existen muchos medicamentos de venta —con y sin receta médica— que ayudan a aliviar los síntomas. Entre ellos se encuentran los antihistamínicos, los descongestivos y los corticosteroides. Sin embargo, pueden provocar somnolencia, hipertensión, insomnio, irritabilidad, restricción del flujo urinario, debilidad muscular, retención de líquidos y aumento de peso, entre otros muchos efectos secundarios. El remedio podría llegar a ser peor que la propia enfermedad.

El ajo puede reforzar el sistema inmunitario para aumentar su capacidad de hacer frente al estrés, las toxinas y los irritantes. Un sistema inmunitario más fuerte reduce el potencial alérgico. Los suplementos de extracto de ajo envejecido administrados a participantes humanos sanos aumentaron la función de sus células inmunitarias y redujeron la gravedad de los síntomas del resfriado,[121] que comparte muchos de los síntomas con la fiebre del heno. El ajo también contiene apigenina,[122] un compuesto flavonoide que es un potente antiinflamatorio. La apigenina inhibe proteínas específicas asociadas a las alergias y a la respuesta alérgica. Considera la posibilidad de consumir

_99

ajo a diario si padeces alergias durante todo el año. Si son estacionales, empieza a tomarlo unas semanas antes de que comience el periodo crítico y continúa hasta que el irritante y los síntomas hayan desaparecido.

61. FUNCIÓN COGNITIVA
—

La obtención y el procesamiento del conocimiento es el resultado de los procesos cognitivos o mentales que incluyen la percepción, la memoria, el razonamiento, el juicio, la atención y el lenguaje. Cada persona es única y difiere en su forma de ver y reaccionar ante el mundo que la rodea. La genética es responsable de la mayor parte de las variaciones cognitivas observadas en la población general. Los factores ambientales y los procesos fisiológicos constituyen el resto. Los desequilibrios químicos y los cambios en las vías metabólicas pueden provocar cambios notables en la cognición con el paso del tiempo. Algunos de estos procesos pueden desencadenarse con la edad, las deficiencias alimentarias o la exposición a sustancias químicas o patógenos exógenos, lo que provoca el deterioro de la memoria y las capacidades de pensamiento.

La pérdida de memoria y la dificultad para aprender nuevas tareas son comunes en algunas formas de amnesia. Los ratones amnésicos que recibieron suplementos de ajo durante tres semanas de ensayo experimentaron una reversión parcial de la amnesia a corto plazo y una mejora significativa del aprendizaje a largo plazo.[123] Otra afección que afecta a la cognición es el estrés oxidativo derivado de la resistencia a la insulina. Las ratas obesas con esta afección presentaban déficits cognitivos que mejoraron tras cuatro semanas de tratamiento con ajo.[124] Incluso los problemas de memoria inducidos por el plomo pueden mejorarse si se consume ajo. En un estudio se consiguió reducir el contenido de plomo en los tejidos cerebrales de las ratas y se protegieron contra el daño oxidativo. El efecto fue comparable al de la vitamina C, utilizada habitualmente para superar la toxicidad del plomo.[125]

62. GRIPE

—

La gripe estacional es una enfermedad respiratoria causada por los virus de la gripe A y B. Es contagiosa, pues una persona puede infectarse al tocar una superficie con el virus y transferirlo a la boca o la nariz. Allí, el virus se instala en el revestimiento de la mucosa y comienza a replicarse. Las personas contaminadas que tosen o estornudan hacen que el virus se transmita por el aire. La simple inhalación de este aire puede iniciar una infección.

Los síntomas pueden ser leves o graves y, en algunos casos, mortales. Los síntomas incluyen fiebre, dolor de garganta, secreción o congestión nasal, tos, fatiga, dolores musculares y de cabeza. En su inicio, pueden tomarse medicamentos antivirales para acortar la duración de la enfermedad en uno o dos días y disminuir la gravedad de los síntomas.

Cada año, muchas personas optan por vacunarse contra la gripe para intentar no contagiarse. Sin embargo, esto no garantiza que no se enferme. Los que sucumben a la gripe pueden optar por tomar medicamentos antivirales, pero estos tienen posibles efectos secundarios: náuseas, vómitos, diarrea y dolores de cabeza. Para evitarlos, una buena opción es el ajo envejecido. En un estudio sobre el efecto del consumo diario de ajo envejecido frente al placebo en la reducción de los síntomas del resfriado y la gripe participaron 120 personas sanas. Al cabo de cuarenta y cinco días, las células del sistema inmunitario responsables de eliminar los virus eran más activas en los consumidores de ajo. Al final del estudio, los participantes del grupo que habían consumido ajo y que contrajeron el virus de la gripe tenían menos síntomas y menos graves que los del grupo de control. También reportaron menos ausencias en el trabajo y la escuela.[126] El ajo mejora la función inmunitaria y permite al organismo protegerse mejor de los virus.

63. HEMORROIDES

Las hemorroides son venas hinchadas en el recto y el ano. Las paredes de las venas pueden estirarse y hacer que los vasos sanguíneos se abulten. Las internas se encuentran dentro del recto y pueden hacer que las heces se expulsen con sangre. Esta zona tiene pocos receptores del dolor, por lo que las hemorroides internas no suelen doler. En cambio, las hemorroides externas están situadas en el ano, donde hay más nervios sensibles al dolor. Pueden doler bastante, sobre todo al defecar. Se desarrollan por una acumulación de presión en la parte inferior del recto que puede afectar al flujo sanguíneo y hacer que las venas se hinchen. El esfuerzo al defecar, el embarazo o la obesidad pueden provocarlas. Las hemorroides son muy frecuentes y explican, en caso de padecerlas, el sangrado, picor, dolor e inflamación. Las cremas o supositorios tópicos, las compresas frías y los analgésicos orales ayudan a aliviar los síntomas.

La hipertensión puede ejercer demasiada presión sobre las pequeñas venas del recto y dar lugar a hemorroides. El ajo disminuye significativamente la presión arterial alta en pacientes hipertensos[127] y puede reducir el riesgo de desarrollar hemorroides. Si ya están presentes, el dolor y la inflamación se alivian con ajo crudo por su efecto antiinflamatorio. Al reducir la hinchazón del tejido, disminuyen el dolor y el picor.

Introduce un diente de ajo de unos dos centímetros pelado y untado en aceite de coco en el recto. Déjalo toda la noche y deja que la evacuación intestinal del día siguiente lo elimine del cuerpo. Repítelo cada noche hasta que las hemorroides reduzcan de tamaño y desaparezcan los síntomas.

64. HIPERPLASIA BENIGNA DE PRÓSTATA

—

Con la edad, la próstata aumenta de tamaño y obstruye la uretra. Esto estrecha el conducto por el que fluye la orina desde la vejiga hasta el exterior a través del pene, lo que puede provocar retención urinaria, micción frecuente o débil o un retraso en el inicio de la micción. Menos de la mitad de los hombres con hiperplasia benigna de próstata experimentan síntomas, pero, si son molestos, se ha de disminuir la ingesta de líquidos y evitar los diuréticos. Si es tu caso, no tomes medicamentos con descongestionantes o antihistamínicos, ya que contienen ingredientes que pueden empeorar los síntomas. En los casos más graves, pueden tomarse medicamentos para relajar los músculos de la vejiga y la próstata a fin de facilitar el flujo de orina o reducir el tamaño de la glándula prostática. En caso necesario, es posible la extirpación quirúrgica de la próstata.

Un amplio estudio de casos en hombres, con y sin hiperplasia benigna de próstata, investigó la relación entre la ingesta dietética de ajo y cebolla (que comparten algunos de los mismos compuestos bioactivos de azufre) y la prevalencia de la afección. Curiosamente, se descubrió que, cuanto más ajo y cebolla se consumían en la dieta, menor era la probabilidad de padecerla.[128] El ajo suprime el crecimiento celular de la glándula y disminuye la inflamación del tejido.[129] Ambos procesos impiden que la próstata aumente de tamaño y afecte a la función de la vejiga.

65. MORDEDURAS DE SERPIENTE

—

Las serpientes venenosas se encuentran en todo el mundo y pueden ser una amenaza para el ser humano, sobre todo en las zonas rurales, donde son más abundantes. La mayoría de las serpientes no son venenosas, pero en algunos casos su mordedura puede ser muy peligrosa. Si vives en una zona donde hay serpientes, es importante que tomes precauciones para evitar que te muerdan accidentalmente. Comprueba siempre las piscinas y lagos antes de zambullirte para asegurarte de que no hay animales indeseados. No acerques las manos ni los pies a las grietas y evita caminar por la hierba alta. Si vas de excursión, lleva calzado cerrado. Y, sobre todo, no molestes a las serpientes. La mayoría de las mordeduras de serpiente son provocadas —intencionadamente o no— por la persona que resulta mordida. Si te muerde una, quédate quieto y busca atención médica inmediatamente. Verás las marcas de la mordedura alrededor de la herida y probablemente notarás enrojecimiento, hinchazón y dolor. Dependiendo del veneno, también puedes experimentar náuseas, sudoración, problemas de visión u hormigueo en las extremidades.

Intenta recordar siempre el aspecto de la serpiente para poder dar esa información a los profesionales médicos y que puedan administrar el antídoto correcto, si es que fuera necesario. Si la mordedura es de una serpiente no venenosa y la herida está limpia y no es demasiado profunda, el tratamiento puede hacerse en casa.

Limpia la herida con agua tibia y jabón neutro. Sécala con cuidado. A continuación, consume ajo. Sus propiedades antimicrobianas y antiinflamatorias pueden reducir la inflamación, el dolor y el riesgo de infección secundaria. El ajo ya fue recomendado para tratar las mordeduras de serpiente hace dos mil años por Pedanio Dioscórides, un médico griego que escribió una enciclopedia en cinco volúmenes sobre el uso medicinal de las plantas. Durante 1.500 años fue considerado la principal autoridad en este campo. La medicina ayurvédica también recomienda el ajo para las mordeduras de serpiente y sugiere consumirlo con vino o *ghee*. Continúa con el tratamiento de ajo hasta que los síntomas hayan desaparecido. Mientras tanto, ve al médico para asegurarte de que te estás curando correctamente.

66. OTITIS EXTERNA

El agua que permanece en el oído después de nadar puede causar una infección en el interior del conducto auditivo externo. El ambiente cálido y húmedo es el caldo de cultivo perfecto para bacterias u hongos que suelen encontrarse en el agua o en la piel. Estos invaden fácilmente el área y se multiplican. La infección causa picor y enrojecimiento, que pueden intensificarse hasta provocar dolor intenso en el oído y alrededor de él, secreción de pus, fiebre y obstrucción parcial o total del conducto auditivo. Para detener la infección, los médicos suelen recetar antibióticos, antifúngicos o gotas para los oídos que contienen ambos, además de esteroides. También se recomienda tomar analgésicos, como el ibuprofeno. Un método eficaz para resolver la otitis externa es mediante ajo y aceite de oliva. Pela un diente de ajo y córtalo en varios trozos. Calienta unas cucharadas de aceite de oliva al baño maría, a fuego medio, y añade el ajo. Transcurridos veinte minutos, retira del fuego. Deja que el aceite impregnado de ajo se enfríe hasta alcanzar una temperatura tibia. Túmbate con la oreja infectada hacia arriba. Con un cuentagotas o una bolita de algodón, vierte unas gotas de aceite en el oído infectado. Cúbrelo con un paño caliente. Transcurridos diez minutos, siéntate y deja escurrir el aceite del oído. Repite la operación dos veces al día, hasta que la infección desaparezca.

Esto funciona bien tanto si la infección es bacteriana como fúngica. El hongo más común en la otitis externa es el *Aspergillus*. En un estudio, el aceite de ajo concentrado inhibió el crecimiento de este hongo y se obtuvieron resultados similares o mejores que con algunos preparados farmacéuticos.[130]

67. PÉRDIDA DE PESO
—

Cuando el cuerpo acumula demasiada grasa corporal, aumenta el riesgo de sufrir problemas de salud, como diabetes, cardiopatías y ciertos tipos de cáncer. Perder peso puede mejorar o prevenir cualquiera de estas afecciones inducidas por los kilos de más.

La grasa se acumula en el cuerpo cuando se ingieren más calorías de las que se queman; este exceso de calorías se almacena en forma de grasa. Hacer ejercicio y seguir una dieta sana con una ingesta calórica adecuada ayudará a quemar la grasa almacenada y a reducir el peso corporal. Durante el proceso, la gente suele decir que llega a un punto de estancamiento en el que parece que ya no puede seguir adelgazando, a pesar de los continuos esfuerzos con el ejercicio y la dieta. Esto se debe a que el metabolismo se ralentiza a medida que adelgaza.

La termogénesis es un proceso metabólico que puede acelerarse comiendo ajo. Algunos de los sulfuros del ajo aumentan la termogénesis, o producción de calor, en las células del tejido adiposo marrón al elevar los niveles de adrenalina y noradrenalina, que se sabe que movilizan la grasa para quemarla como combustible.[131] Esto puede conducir a la pérdida de peso, lo que se demostró en sujetos con sobrepeso diagnosticados de hígado graso no alcohólico. Los participantes recibieron dos comprimidos de ajo o dos comprimidos de placebo al día. Los que consumieron el ajo redujeron significativamente su peso corporal y su masa grasa corporal en comparación con el otro grupo.[132]

68. PIOJOS
—

La historia se repite: año tras año los niños son enviados a casa desde el colegio con una nota advirtiendo a los padres de que hay un brote de piojos. Estos diminutos insectos que infestan el cuero cabelludo de los niños (y de los adultos) son fuente de aversión y vergüenza, aunque tener piojos no es signo de mala higiene personal.

Los piojos se alimentan de la sangre del cuero cabelludo y se transmiten fácilmente de una persona a otra por contacto directo. También pueden saltar de la cabeza y aterrizar en la alfombra, la ropa de cama, las toallas o los peluches, donde depositan sus huevos y pueden crecer durante uno o dos días más. Una persona puede estar infectada durante varias semanas antes de que empiece el picor (una reacción alérgica a la saliva del piojo).

Los piojos y las liendres (huevos) son difíciles de ver, pero una mirada de cerca alrededor de las orejas y el cuello permite vislumbrarlos. Para matar a los piojos adultos se utilizan champús medicinales. Los huevos son complicados de eliminar porque se adhieren al tallo del pelo con una sustancia pegajosa difícil de quitar. Se recomienda un segundo tratamiento con un champú adecuado cuando las liendres eclosionan.

Se cree que el fuerte olor del ajo asfixia a los piojos, por lo que estos pueden eliminarse del cuero cabelludo con un tratamiento de ajo. Si se añade vinagre de sidra de manzana a la fórmula, las liendres se desprenden del tallo capilar, por lo que también pueden eliminarse los huevos. Repite el tratamiento cada noche durante una semana, hasta que desaparezcan todos los piojos y sus huevos.

TRATAMIENTO PARA LOS PIOJOS
- 1 cabeza de ajo
- 1 cucharada de vinagre de sidra de manzana
- 2 cucharadas de aceite de coco

1. Tritura todos los dientes de la cabeza de ajo hasta obtener una pasta. Mezcla con el vinagre de sidra de manzana y el aceite de coco.
2. Aplica la mezcla sobre el cuero cabelludo. Masajea varios minutos y deja actuar durante media hora. Aclara y lava el pelo con tu champú de siempre.

69. PRÁCTICA DEPORTIVA

—

El ejercicio aeróbico mejora la forma física aumentando la frecuencia cardiaca y respiratoria. La sangre se bombea por todo el cuerpo, llevando oxígeno a las células para mantener los músculos en funcionamiento. El aumento de la forma física no solo mejora la salud física, sino también la mental y emocional. El ejercicio aeróbico regular fortalece el corazón, hace que los músculos consuman más oxígeno y aumenta el número de mitocondrias en las células musculares. Esto mejora la resistencia y quema más eficazmente las grasas y los hidratos de carbono. Correr, caminar, montar en bicicleta y nadar son algunos ejemplos de actividades aeróbicas.

También es importante practicar actividades anaeróbicas. Este tipo de ejercicio se caracteriza por ser corto e intenso. Recurre al oxígeno ya almacenado en los músculos y se realiza principalmente para aumentar la masa muscular. El levantamiento de pesas o el entrenamiento de resistencia con el peso corporal son dos ejemplos. El entrenamiento con pesas rompe los músculos y, durante la reparación, se produce un nuevo y mayor crecimiento del tejido muscular. Según parece, los músculos aumentan de tamaño para proteger al cuerpo de futuras tensiones.

Muchos de nosotros tenemos el objetivo de trabajar la forma física y existen numerosos productos en el mercado que prometen hacerlo mejorando la resistencia o aumentando la masa muscular. Algunos de ellos pueden funcionar, pero suelen incluir una larga lista de componentes cuestionables. El ajo puede utilizarse como agente potencial para aumentar el rendimiento del ejercicio sin los efectos secundarios adversos de algunos de los productos disponibles. Se dividió a hombres sanos y entrenados en dos grupos, que recibieron 900 miligramos de ajo en polvo o un placebo tres horas antes de una prueba en cinta de correr. Al cabo de dos semanas, los hombres cambiaron de grupo y volvieron a realizar la prueba, esta vez con el otro fármaco de prueba (ajo en polvo o placebo).[133] Los resultados indican que el ajo aumenta significativamente el VO_2 máx, que es la tasa máxima de consumo de oxígeno medida durante el ejercicio incremental y que determina la aptitud cardiorrespiratoria del sujeto. Las personas con niveles mejorados de VO_2 máx tienden a aumentar la capacidad de resistencia durante el ejercicio prolongado.

70. PROTECCIÓN CONTRA LAS RADIACIONES
—

La radiación es energía en forma de partículas u ondas que puede causar mutaciones genéticas por exposición prolongada y aumentar el riesgo de padecer cáncer. Grandes dosis durante un corto periodo de tiempo causan náuseas, pérdida de cabello, fallo orgánico o incluso la muerte. En espacios exteriores, la exposición a la radiación de los rayos UV del sol es constante. En espacios cubiertos, los procedimientos médicos con rayos X y tomografías emiten dosis elevadas de radiación. En el hogar, algunos de los culpables son los microondas, las conexiones inalámbricas a internet y los teléfonos móviles. En el mundo actual, es imposible evitar la exposición a las radiaciones si se quiere interactuar en sociedad. Por lo tanto, lo mejor para minimizar los efectos de la exposición es tomar medidas preventivas, ya sea respecto de los rayos UVA y UVB del sol o de los aparatos electrónicos cercanos.

Varios compuestos azufrados derivados del ajo muestran potencial como agentes radioprotectores. El alilmetilsulfuro disminuyó el daño celular de los radicales libres generados en ratones tras la exposición a rayos X. También suprimió la activación de enzimas promotoras de enfermedades.[134] El 2-propenil tiosulfato sódico (2PTS) disminuyó significativamente el daño del ADN inducido por los rayos X en células de rata y ratón cuando las células se preincubaron en 2PTS durante cuarenta y ocho horas antes de la exposición a la radiación.[135] De esta manera, comer ajo a diario protege al organismo de la exposición a la radiación ambiental. Como precaución, también sería una buena idea consumir un poco durante unos días antes y después de cualquier procedimiento que requiera radiación.

71. PROTECCIÓN HEPÁTICA
—

El hígado es el órgano interno más grande del cuerpo. Filtra las toxinas del torrente sanguíneo para evitar que alteren los tejidos. Cuando el tejido hepático se daña, tiene la capacidad de regenerarse y producir tejido nuevo y sano. Sin embargo, cuando el daño es demasiado importante, aparece la enfermedad hepática y el hígado deja de funcionar como debería. Hay varias enfermedades hepáticas, como las hepatitis A, B y C, la cirrosis hepática, la enfermedad del hígado graso no alcohólico y la hepatitis alcohólica. Otras causas de enfermedad hepática son los venenos, los medicamentos y los virus. Los síntomas son hinchazón y dolor abdominal, hematomas, fatiga, pérdida de apetito e ictericia.

El hígado recibe constantemente compuestos peligrosos que amenazan la salud de diversos tejidos del organismo o del individuo en su conjunto. Si no se metabolizan en compuestos inocuos o se excretan, resultan tóxicos para el hígado y perjudican sus funciones críticas. Es imperativo proteger este órgano para que siga defendiendo al resto del organismo.

El paracetamol es uno de esos medicamentos conocidos por inducir toxicidad hepática. Es uno de los analgésicos más populares en buena parte del mundo. Si tomas paracetamol, asegúrate de acompañarlo de ajo. En un estudio con ratones, administrado el ajo media hora después del paracetamol, se suprimió la lesión hepática aguda y se evitó la muerte por sobredosis.[136]

Un solo diente de ajo también puede proteger el hígado de una de las toxinas hepáticas más potentes, el tetracloruro de carbono. Los antioxidantes del ajo protegen contra este compuesto, que, si no se controla, causa graves daños a los tejidos estructurales del hígado.[137] El ajo puede incluso mejorar la función de otros medicamentos para aumentar su eficacia. El difenil dimetil bicarboxilato, utilizado como medicamento en algunos países para prevenir el daño hepático en pacientes con hepatitis crónica, funciona de manera mucho más eficaz cuando se le añade aceite de ajo.[138]

72. PROTECCIÓN RENAL
—

Las lesiones renales pueden hacer que los riñones pierdan su capacidad de eliminar los productos de desecho de la sangre y equilibrar los líquidos. Los casos agudos de insuficiencia renal se producen cuando los riñones pierden repentinamente su capacidad de filtración y se acumulan en la sangre niveles peligrosos de desecho. Esto ocurre en un corto periodo de tiempo y requiere un tratamiento intensivo para una recuperación completa. La insuficiencia renal crónica es progresiva e irreversible. Los síntomas se deben a la acumulación de productos de desecho en el organismo e incluyen debilidad, dificultad para respirar, fatiga y confusión. Puede acompañarse de un ritmo cardiaco anormal y, en caso extremo, de muerte súbita. La prevención es la mejor forma de actuar, controlando la tensión arterial y la diabetes. Si la enfermedad ha avanzado demasiado, puede ser necesaria la diálisis o el trasplante.

El paracetamol es un medicamento muy popular que se toma para reducir el dolor y la fiebre. Si se utiliza habitualmente, y sobre todo si se toma con alcohol, puede causar daños estructurales y funcionales en los riñones. El disulfuro de dialilo derivado del ajo protege los riñones de este tipo de daños. El consumo de ajo antes de la administración de paracetamol redujo significativamente en un estudio con ratas el daño renal, los cambios estructurales anormales y la destrucción de células renales.[139] La próxima vez que tomes paracetamol, recuerda acompañarlo de un poco de ajo antes para protegerte los riñones.

73. RESFRIADOS

El resfriado común es una enfermedad respiratoria causada por un virus. Es muy contagioso y una persona puede infectarse al tocar una superficie como el pomo de una puerta, la barandilla de una escalera o el grifo del baño. Si el virus llega a las manos y la persona se toca la boca o la nariz, el virus acaba anidando en la mucosa. Otra forma segura de introducir el virus en el organismo es respirar el aire cerca de alguien resfriado que esté tosiendo o estornudando. Hay muchos virus diferentes que lo causan. A menos que el cuerpo haya luchado antes contra el virus en concreto, no tendrá los anticuerpos adecuados para combatirlo cuando entre en el organismo. El sistema inmunitario inicia un ataque contra el nuevo virus y aparecen los temidos síntomas: dolor de garganta, secreción o congestión nasal, estornudos y tos. Hay multitud de medicamentos sin receta para el resfriado y los hay para todos los síntomas posibles: antihistamínicos, descongestionantes, espráis nasales, antitusígenos y pastillas para la garganta.

El rinovirus es el agente vírico infeccioso más común en el ser humano y la principal causa del resfriado común. El extracto de ajo fresco lo destruye, posiblemente mediante la inhibición de su absorción en las células del huésped.[140] El ajo también refuerza el sistema inmunitario para proporcionar una mejor protección contra los virus invasores. En un estudio, los sujetos sanos que probaron los efectos del ajo envejecido en el sistema inmunitario y los síntomas del resfriado y la gripe acabaron teniendo un mayor número de células inmunitarias. Estas células específicas atacan y destruyen las células huésped infectadas por el virus. Además, el grupo que consumía ajo acabó teniendo menos resfriados, duraron menos tiempo y los síntomas fueron menos graves.[141] Cuando se estudió un suplemento de ajo que contenía alicina con distintos sujetos, los participantes sufrieron un número significativamente menor de resfriados durante el periodo de tratamiento, entre noviembre y febrero, en comparación con los que no tomaron ajo.[142] Así pues, un remedio casero barato y eficaz para combatir estos síntomas es incluir el ajo en la dieta.

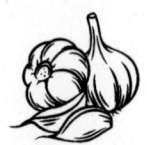

74. SÍNDROME DE FATIGA CRÓNICA
—

Este síndrome se caracteriza por una fatiga extrema que no se alivia con el reposo. Se acompaña de dolores de cabeza, musculares y articulares, problemas de sueño, sensibilidad en los ganglios linfáticos o pérdida de memoria. Se desconoce la causa de la fatiga crónica, pero los desequilibrios hormonales, algunas infecciones víricas o el deterioro del sistema inmunitario pueden ser factores desencadenantes. Es frecuente que los pacientes restrinjan su actividad diaria; las personas con fatiga crónica suelen sentirse deprimidas. Para aliviar los síntomas, suelen tomarse antidepresivos que ayudan a mejorar el estado de ánimo, el dolor y la calidad del sueño.

El ajo tiene una actividad antimicrobiana de amplio espectro y puede proteger al organismo de una gran variedad de infecciones que afectan a la sensación de energía. Los pacientes con síndrome de fatiga crónica sufren una depresión anormal de las funciones del sistema inmunitario. Esto puede atribuirse en parte a la presencia de candidiasis intestinal crónica. El 83 % de los pacientes que se sometieron a un protocolo para combatir la *Candida* para tratar las infecciones relacionadas lograron una reducción de sus síntomas de fatiga crónica, lo que sugiere una fuerte correlación entre la enfermedad y la candidiasis.[143] Se ha demostrado que el ajo combate eficazmente la *Candida albicans*, el hongo causante de la candidiasis. Causa estrés oxidativo a varias especies del hongo y mata esas células.[144] Si te diagnostican de fatiga crónica, consumir ajo a diario puede eliminar el hongo responsable de comprometer el sistema inmunológico, permite una mejora de su función y una sensación de más energía.

75. TOS

La tos es la reacción del organismo a la irritación de las vías respiratorias o un acto reflejo para eliminar mucosidades y cuerpos extraños de los pulmones y las vías respiratorias superiores. El humo, el polvo, las alergias, el asma, algunos medicamentos, los broncoespasmos o un objeto inhalado pueden provocar tos seca. La tos húmeda se produce cuando la mucosidad drena desde los senos paranasales hacia la parte posterior de la garganta o sube por las vías respiratorias desde los pulmones. Las infecciones, los virus, las enfermedades pulmonares, el goteo postnasal y el tabaquismo pueden provocar tos húmeda inducida por mucosidad. Mucha gente suele comprar medicamentos expectorantes para acabar con la congestión y supresores para intentar detener la tos. Estos medicamentos pueden crear adicción y provocar mareos, somnolencia, náuseas y vómitos, incluso si se toman las dosis recomendadas.

El ajo se utiliza habitualmente para aliviar la tos en la medicina alternativa.[145] Se ha demostrado que reduce la incidencia y la gravedad de los síntomas del resfriado, entre ellos, la tos húmeda. Actúa indirectamente reforzando el sistema inmunitario para eliminar los virus que producen el resfriado y directamente inactivando los propios virus. Una vez eliminada la fuente de infección, el cuerpo deja de producir mucosidad y la necesidad de toser disminuye. La próxima vez que la tos te fastidie el día o te mantenga despierto toda la noche, prueba a tomar jarabe de ajo para la tos.

JARABE DE AJO PARA LA TOS
- 3 dientes de ajo machacados
- 1 vaso de agua filtrada
- ¼ de vaso de miel

1. Cuece a fuego lento el ajo machacado en agua durante veinte minutos. Retira del fuego y cuela.
2. Incorpora la miel removiendo. Toma 1 cucharadita cuando sea necesario. Guarda el sirope en un tarro de cristal en la despensa.

76. TRASTORNO PREMENSTRUAL

—

Las mujeres en edad fértil suelen experimentar dolor y calambres justo antes o durante los primeros días de la menstruación. El dolor puede ser de leve a intenso y se describe como un dolor sordo y punzante en el bajo vientre, las caderas, la espalda y los muslos. Suele durar de doce a setenta y dos horas y, en algunos casos, puede impedir hacer vida normal durante varios días. Se produce cuando los músculos del útero de la mujer se contraen con demasiada fuerza y ejercen presión sobre los vasos sanguíneos cercanos. El oxígeno que llega al tejido muscular del útero se interrumpe temporalmente y se produce dolor. Los dolores menstruales primarios suelen aparecer en cada ciclo y pueden ir asociados a otros síntomas, como náuseas, vómitos, diarrea y fatiga. Se diferencian de los dolores menstruales secundarios, que tienen una causa subyacente, como un trastorno reproductivo o una infección.

El objetivo principal del tratamiento es reducir el dolor y tratar los síntomas. Para aliviar el dolor se utilizan analgésicos y anticonceptivos hormonales.

También se ha demostrado que el ajo alivia los síntomas. Mujeres divididas en dos grupos recibieron en un estudio un suplemento que contenía 150 miligramos de ajo y vitaminas o una pastilla de placebo dos veces al día. Al cabo de seis meses, en el primer grupo se redujo la gravedad de los síntomas asociados al síndrome premenstrual, incluidos los dolores menstruales y el dolor mamario.[146] Sería útil que las mujeres que lo padecen consumieran ajo a diario para reducir los síntomas y mejorar su calidad de vida.

77. ÚLCERAS ESTOMACALES
—

Las úlceras son orificios en el revestimiento protector del estómago, el intestino delgado y el esófago. Las estomacales pueden causar dolor de estómago, hinchazón, ardor de estómago, náuseas e intolerancia a los alimentos grasos. Se cree que la causa principal es la infección por *H. pylori*. El uso excesivo de analgésicos, el tabaquismo, el estrés y el consumo excesivo de alcohol son otros factores que contribuyen a esta enfermedad. Si hay presencia de *H. pylori*, el tratamiento consiste en un ciclo de antibióticos para eliminar las bacterias. A menudo se prescriben medicamentos para neutralizar, bloquear o reducir la producción de ácido estomacal. Es imprescindible reducir considerablemente o suspender el consumo de analgésicos, cigarrillos y alcohol.

El potencial antibiótico de amplio espectro del ajo lo hace útil como agente terapéutico para resolver las úlceras de estómago causadas por *H. pylori*. Los resultados muestran que el aceite de ajo sin diluir, el ajo en polvo, la alicina y el trisulfuro de dialilo (ambos presentes en el ajo) son capaces de destruir la *H. pylori* en la dosis adecuada.[147] Incluso algunas cepas de *H. pylori* resistentes a los antibióticos son sensibles al ajo.[148] Uno de los tratamientos farmacológicos convencionales para las úlceras de estómago es el omeprazol, un inhibidor de la bomba de protones. El consumo de ajo junto con este medicamento mostró un efecto potenciador.[149] Esto lleva a una resolución más rápida de las infecciones por *H. pylori* y, por tanto, a un tratamiento más corto. El extracto de ajo envejecido también se puede comparar al omeprazol en la protección de los tejidos estomacales frente a los cambios generados por la formación de úlceras.[150]

78. VERRUGAS

Las verrugas son pequeños crecimientos cutáneos causados por el virus del papiloma humano (VPH). Suelen ser de color carne y contener pequeños puntos negros, que en realidad son vasos sanguíneos coagulados. Las manos y, en concreto, los dedos son las zonas más comunes donde se encuentran, lo cual no es sorprendente, ya que el virus es contagioso. Si las verrugas aparecen en las plantas de los pies, se denominan *verrugas plantares*. La mayoría de las verrugas desaparecen por sí solas, pero pueden tardar uno o dos años en hacerlo. A muchas personas les resultan embarazosas y optan por deshacerse de ellas utilizando medicamentos con ácido salicílico, congelación o tratamientos con láser. Estos métodos pueden causar dolor, ampollas y cicatrices.

Un tratamiento casero eficaz es el ajo. Puede aplicarse directamente sobre la verruga y se obtienen resultados en un mes. Aunque pueda parecer mucho tiempo, es comparable, o incluso más rápido, que los medicamentos sin receta. La utilidad del ajo se estudió en cincuenta pacientes con verrugas comunes múltiples recalcitrantes. Se les asignó aleatoriamente el uso de un extracto lipídico de ajo o suero fisiológico para las verrugas. Al cabo de un mes, el 96 % de las personas que utilizaron el extracto lipídico de ajo observaron que sus verrugas habían desaparecido por completo, sin recidivas. Esto fue significativamente diferente de los resultados en el grupo del suero.[151] Se cree que el ajo actúa amplificando la respuesta inmunitaria y reduciendo la multiplicación de las células víricas. Por tanto, puede considerarse un tratamiento de primera línea para eliminar las verrugas o utilizarse cuando otros métodos hayan fracasado.

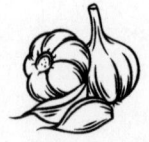

CAPÍTULO 3

COMBATE LAS PLAGAS

—

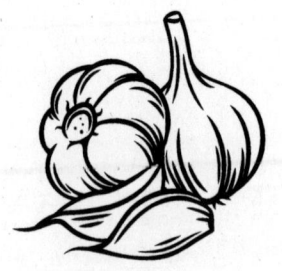

79. ÁCAROS ARAÑA

—

Hay muchas especies de ácaros araña y son muy destructivas tanto para las plantas de interior como para las de exterior. Una de las más comunes es el ácaro araña de dos manchas. Este arácnido es diminuto, solo mide medio milímetro. Vive en colonias y puede infestar más de doscientas especies de plantas, incluidos árboles, plantas ornamentales y hortalizas. Los huevos sobreviven durante el invierno entre la vegetación. Cuando suben las temperaturas, eclosionan y el número de ácaros puede dispararse exponencialmente en cuestión de semanas. Se alimentan de las plantas penetrando en el tejido vegetal con su boca punzante en forma de aguja. El daño produce manchas amarillas o blancas por todas las hojas, que se acaban volviendo amarillas o cobrizas y se caen. Las flores toman un color marrón y se marchitan. Las infestaciones graves o prolongadas de ácaro araña matan la planta.

Para controlar las poblaciones, se puede rociar las plantas con agua para desalojar a algunos de los ácaros. Sin embargo, esto solo elimina una parte, pues pueden reaparecer rápidamente. Otra opción es introducir otros insectos para que se alimenten de ellos. Esto es eficaz en las condiciones adecuadas, pero el resultado final es difícil de predecir. Los insecticidas acaban con las arañas rojas, pero muchos de ellos afectan a la planta, a otras poblaciones de insectos o a la vegetación circundante. Utiliza los insecticidas con criterio y considera alternativas ecológicas o de bajo impacto.

El ajo repele de forma natural el ácaro araña de dos manchas. Estos infestan las fresas y pueden arrasar cosechas enteras. El ajo usado con plantas de fresa redujo en un 52 % el número de ácaros araña de dos manchas en estas plantas. El número de huevos en las plantas fue un

64 % inferior al de las plantas sin tratamiento. Cuantas más hileras de ajo se intercalan entre las fresas, mayor es el efecto.[152] Considera la posibilidad de plantar ajo en el jardín o de esparcirlo alrededor de la casa si el ácaro araña es un motivo de preocupación.

80. ARAÑAS

Hay decenas de miles de especies de arañas en todo el mundo. La mayoría, sin embargo, son inofensivas para los humanos y nos prestan un valioso servicio: se comen otros insectos que pueden encontrarse en el hogar, como tijeretas, cucarachas, mosquitos, moscas u hormigas.

A pesar de su utilidad, no es bueno tener demasiadas arañas en casa. Las hembras ponen huevos en un saco o capullo y los adhieren a su tela o los transportan. Una hembra puede poner cientos de huevos, así que cuando eclosionan es probable que se produzca una infestación en el interior de la casa. Una araña escondida en un rincón oscuro o unas pocas ocultas a la vista están bien, pero, cuando son muy visibles, es hora de deshacerse de ellas.

Pasa la aspiradora regularmente para eliminar las telarañas y los sacos de huevos. Procura que no entren en casa otros insectos para que las arañas no tengan nada que comer. Haz de tu casa un hábitat menos deseable para ellas eliminando el desorden y secando las zonas húmedas, como los sótanos. Por último, coloca repelentes por toda la casa para ahuyentarlas.

A las arañas no les gusta el olor a ajo. Rocía agua de ajo (véase la página 138) donde hayas visto arañas o telarañas. Presta atención a puertas y ventanas, que son zonas potenciales de entrada; no querrás que entren más después de haberte deshecho de las que tenías. Puedes añadir unas gotas de aceite esencial de menta al agua con ajo. La menta también repele a las arañas y su aroma puede ayudar a enmascarar el olor del ajo.

81. ESCARABAJOS OSCUROS

Los escarabajos oscuros son carroñeros y descomponedores. Esto puede parecer algo bueno para el jardín. Descomponen restos orgánicos, como plantas muertas y madera podrida. Pero también se alimentan de plantas vivas y atacan a las verduras, frutas, semillas y flores. La fase larvaria de los escarabajos oscuros es el gusano de la harina. También pueden ser una plaga y es frecuente encontrarlos en el jardín comiendo plantas jóvenes o en granos almacenados, como cereales y harina.

Teniendo en cuenta que hay miles de especies diferentes de escarabajos oscuros y que están por todo el mundo, es probable que los encuentres en el jardín de tu casa. Dependiendo de la especie, los adultos viven de varios meses a diez años y las hembras ponen de cientos a miles de huevos a lo largo de su vida. Eso es mucho potencial destructivo.

El ajo es tóxico en todas las fases del ciclo de vida del escarabajo. En un estudio se aplicó aceite esencial de ajo por vía tópica a larvas, pupas e insectos adultos. Fue más dañino para las larvas, seguidas de las pupas y los adultos. Los síntomas de intoxicación, lesiones y muerte se produjeron entre veinte y cuarenta horas después de la exposición.[153] El aceite esencial de ajo también puede utilizarse como repelente. Se consiguió ahuyentar al 90 % de las larvas tras doce horas de exposición.[154] Parece que el aceite esencial de ajo puede servir como agente de control eficaz para los gusanos de la harina y los escarabajos oscuros.

AEROSOL ANTIPARASITARIO
- 1 cucharadita de aceite esencial de ajo
- ¼ de vaso de jabón de Castilla (jabón de sosa)
- 900 ml de agua

1. Mezcla todos los ingredientes en una botella pulverizadora.
2. Pulveriza directamente sobre los gusanos de la harina y los escarabajos.

82. ESTORNINOS EUROPEOS
—

En 1890 se soltaron sesenta estorninos europeos en Central Park, Nueva York, y cuarenta más al año siguiente. Desde entonces, la población de estas aves en Norteamérica se ha disparado hasta superar los doscientos millones.

Estas aves viajan y se alimentan en bandadas, por lo que cuando descienden sobre un campo pueden causar muchos daños. Son una plaga importante para los agricultores y consumen tanto frutos silvestres como cultivados y semillas. Incluso llegan a arrancar granos germinados para comerse las semillas. El ganado también se ve afectado. Los estorninos agotan las raciones del ganado al comer selectivamente los suplementos ricos en proteínas que se añaden a los piensos. Los animales carecen de nutrientes y no prosperan, lo que obliga al ganadero a comprar suplementos y piensos más caros.

Un método no muy agresivo para disuadir a las poblaciones de estorninos es utilizar aceite de ajo. Tras una noche de privación de alimentos, se dio a los estorninos europeos la opción de comer gránulos impregnados de aceite de ajo o pasar hambre. Redujeron significativamente su consumo, entre un 61 % y un 65 %.[155] El aceite de ajo repele a estas aves, por lo que colocar algunos gránulos de aceite de ajo estratégicamente alrededor de los campos de cultivo y los cebaderos puede bastar para alejar a los estorninos en su búsqueda de alimentos.

83. GARRAPATAS

—

Estos parásitos se alimentan de la sangre de otros animales y su picadura puede transmitir enfermedades. Hay más de 900 especies de garrapatas en todo el mundo. La garrapata de patas negras ha recibido mucha atención por su papel en la transmisión de la enfermedad de Lyme. Esta es peque-ña, de aproximadamente 3 mm, y su color puede variar del marrón rojizo al gris azulado. Se mimetiza con el entorno y suele pasar desapercibida. Cuando siente que se acerca un huésped, trepa por los arbustos, la hierba o los árboles y se agarra a él cuando está cerca. Se arrastra por el huésped hasta que encuentra un buen lugar para alimentarse e incrusta profundamente sus piezas bucales en la piel; allí permanece durante días, alimentándose de sangre. Como sus picaduras son indoloras, la mayoría de la gente no se da cuenta de que la tiene. Después de pasear por el bosque o caminar entre hierba alta, revísate bien en busca de garra-patas. No te olvides de los animales domésticos, a los que las garrapatas también adoran.

Si procuras eliminar las garrapatas de tu propiedad, re-ducirás en gran medida las posibilidades de que te pique una. Aunque la mayoría de las picaduras no son graves, algunas garrapatas son portadoras de enfermedades que transmiten a personas y animales. Además, la herida creada por la picadura puede infectarse. Mantener el césped cortado y los patios y jardines sin escombros o restos de otro tipo limita las zonas donde habitan las garrapatas. Pulverizar pesticidas alrededor del perímetro de la propiedad también es un buen método para mantenerlas alejadas. Aunque pueda ser eficaz, los pesticidas causan daños a otras formas de vida, tanto en la superficie como por debajo del suelo. El ajo utilizado como aerosol natural puede repeler las garrapatas y no dañar otras formas de vida silvestre ni el medio ambiente. En un estudio en el estado de Connecticut (Estados Unidos) se utilizó durante tres años un pulverizador de jugo de ajo para determinar su capacidad de controlar la población de la garrapata de patas negras en sus primeras fases de vida. De joven, la garrapata tiene más probabilidades de pasar desapercibida y transmitir la enfermedad de Lyme debido a su menor tamaño. Se observó una reducción de hasta el 59 % del número de garrapatas durante el periodo posterior a la pulverización. Fue necesario repetir varias aplicaciones, pero todo indica que el ajo puede utilizarse para reducir el número de garrapatas en el hogar y el jardín.[156]

84. HAEMONCHUS CONTORTUS (EN ANIMALES)

—

Este gusano es un parásito hematófago que infesta a ovejas y cabras. Es un problema mundial, pero tiende a ser más frecuente en regiones templadas y subtempladas, sobre todo cuando las condiciones son cálidas y húmedas. Las larvas del gusano son ingeridas por las ovejas y las cabras durante el pastoreo y se les introducen en el estómago. Allí se convierten en adultos y se alimentan de sangre. Si la infestación es grande, los animales pueden morir desangrados.

Naturalmente, los ganaderos quieren evitar las plagas, pero mantener baja la población de estos gusanos es todo un reto: las hembras pueden poner hasta diez mil huevos al día. Estos huevos son excretados en las heces de su hospedador. Eclosionan en larvas y están listos para que otro animal desprevenido los consuma. Los signos de infestación incluyen diarrea, letargo, anemia, retraso del crecimiento, edema, deshidratación y pérdida de producción de leche en madres lactantes.

Se utilizan fármacos antiparasitarios para intentar controlar estas infestaciones, pero tienen poca eficacia porque los gusanos son resistentes a ellos. En las zonas donde este parásito es común, los propietarios de ovejas y cabras pueden alimentar a su ganado con ajo como parte de sus prácticas de gestión diarias. En un estudio con jerbos —un tipo de roedor— infectados con el *Haemonchus contortus* se les administró ajo por vía oral. En consecuencia, se redujo la carga parasitaria en los animales en un 68,7 %. Cuando se combinó con caléndula mexicana, se eliminó el 87,5 % de los gusanos.[157] La fuerte actividad larvicida del ajo contra el parásito sugiere que su adición a la alimentación de los animales de riesgo debería evitar que este tipo de gusanos prosperen en sus huéspedes.

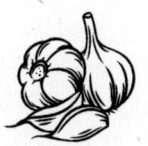

85. HORMIGAS

—

Hay billones de hormigas en todo el mundo, por lo que no es de extrañar que te las encuentres en tu jardín o incluso dentro de casa. Estos insectos sociales viven en grandes grupos, así que, si ves unas cuantas revoloteando alrededor de algunas plantas del jardín o caminando por el suelo de camino a la despensa, presta especial atención. Si se las deja seguir su camino, llegarán en tropel y se sentirán como en casa.

No hay ninguna razón por la que sea beneficioso tener hormigas en el hogar, pero en el jardín son útiles para airear la tierra de las plantas y controlar algunas poblaciones de otros insectos. También sirven de alimento a lagartos, pájaros, arañas y otros insectos. Pero ahí acaba su utilidad. Las hormigas pueden causar estragos en el jardín y se comen casi cualquier fruta, verdura o planta. Para empeorar las cosas, protegen a los insectos que producen melaza (una sustancia dulce y pegajosa) y se alimentan de las plantas, permitiendo que estos insectos prosperen y diezmen potencialmente las partes favoritas de tu jardín.

Los olores fuertes repelen a las hormigas. Colocar ajos en las zonas de la casa donde se han visto hormigas garantizará que no vuelvan. Presta especial atención a los puntos de entrada y asegúrate de colocar dientes de ajo pelados y cortados en rodajas gruesas en esos lugares. Cuando se hayan secado, pueden retirarse y sustituirse por ajo fresco, si es necesario.

En el jardín, puedes rociar las colonias de hormigas con una mezcla de ajo y agua. Para crear el espray, haz un puré con unos dientes de ajo en agua y añádelo a una botella pulverizadora. Esta mezcla también puede rociarse en el camino de las hormigas para alterar las feromonas que estas dejan para seguir su ruta. Se confundirán y no encontrarán el camino de vuelta.

86. MOSQUITOS
—

Los mosquitos forman plagas resistentes desde hace millones de años. Es difícil deshacerse de ellos y aún más evitarlos en el exterior. Las hembras pican a los humanos a fin de utilizar su sangre para desarrollar sus huevos. Al hacerlo, inyectan saliva en la piel, lo que puede provocar una respuesta del sistema inmunitario. El resultado son pequeñas manchas rojas en algunas personas o ronchas rojas, hinchadas y con picor en otras. Los mosquitos pueden oler a sus presas hasta a cincuenta metros de distancia y se sienten atraídos por el dióxido de carbono, el movimiento, las sustancias químicas del sudor y el calor. Que te pique un mosquito puede no parecer un gran problema, pero estos molestos insectos pueden transmitir enfermedades como el virus del Nilo occidental, el virus del Zika, la malaria y la fiebre amarilla. Para evitar las picaduras, muchas personas utilizan repelentes químicos en espray o lociones de uso tópico. Para evitar la aplicación directa sobre la piel, algunas personas utilizan tiras de papel con repelente químico que se llevan en el cuerpo o se colocan cerca de ellas al aire libre.

Son muchos quienes quieren evitar los repelentes químicos y recurren a productos naturales como alternativa. El ajo ahuyenta varias especies de mosquitos conocidos por transmitir enfermedades como el virus del Nilo occidental, la encefalitis y el dengue.

En un estudio se utilizaron cebos de azúcar con aceite de ajo microencapsulado o aceite de ajo microencapsulado más una solución de ácido bórico al 1 % para atraer a dos tipos de mosquitos conocidos por ser portadores del virus del Nilo occidental o inducir encefalitis —o ambas cosas—, una infección que causa inflamación del cerebro. Al cabo de dos días, la tasa de mortalidad de las dos especies de mosquitos que se alimentaban de los cebos de azúcar con aceite de ajo era del 86 % y del 91 %, mientras que la de los cebos con aceite de ajo y ácido bórico era del 91 % y del 99 %.[158]

Otro estudio con cebos microencapsulados de ajo y aceite corrobora la eficacia del ajo, esta vez contra el mosquito tigre asiático, conocido portador del dengue. Se roció el perímetro de varios jardines frecuentados por un elevado número de estos mosquitos con el cebo de aceite de ajo. La población de mosquitos se vio mermada al cabo de unos cuatro días y después siguió disminuyendo. Después de veintiséis días, solo quedaba el 15 % de la población original de mosquitos.[159] Por lo tanto, el ajo puede utilizarse con seguridad para reducir el número de mosquitos y el riesgo de infección y enfermedad.

87. OÍDIO
—

Esta enfermedad fúngica es común en las plantas de jardín de exterior y suele aparecer durante la temporada de crecimiento. Ataca a las hojas jóvenes y las cubre con un polvo blanco o gris, normalmente en la superficie superior. Las hojas se enrollan hacia dentro y pueden volverse marrones y caerse de la planta. Los capullos sin abrir cubiertos de oídio sufren de crecimiento atrofiado y no llegan a abrirse. Las esporas del hongo pueden pasar el invierno en las plantas o en el suelo y transferirse de una planta a otra por el viento, los insectos o el agua. No solo las plantas con flores, sino también variedades de hortalizas, como tomates, judías y calabazas, son susceptibles de contraer este hongo. Se pueden utilizar fungicidas para tratarlo. Si la planta está en el interior, puede utilizarse polvo de azufre y colocarlo sobre las hojas. Esto cambia el pH de las hojas e inhibe el crecimiento del oídio.

En lugar de utilizar productos químicos tóxicos, puedes usar un pulverizador de ajo para detener el crecimiento y la propagación del oídio. La solución pasa por rociar directamente sobre las hojas de las plantas infectadas. También debe rociarse la tierra alrededor de la base de las plantas. Así se evita que las esporas viables del hongo salpiquen la planta cuando llueva. Tanto el ajo como el aceite de nim (la *Azadirachta indica*) tienen propiedades fungicidas y eliminarán rápidamente el oídio. El detergente para vajilla actúa como emulsionante para mantener el producto bien mezclado, aunque se recomienda agitar rápidamente el frasco antes de usarlo.

ESPRAY DE AJO FUNGICIDA

- 1 litro de repelente de agua de ajo (véase la página 138)
- 1 cucharadita de aceite de nim
- 1 chorro de detergente para vajilla

Mezcla el agua de ajo, el aceite de nim y el detergente para vajilla en una botella con pulverizador. Agítalo y úsalo.

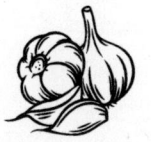

88. SARNA VEGETAL

El hongo de las plantas conocido como sarna puede afectar a frutas, hortalizas y plantas ornamentales con flor. Puede parecer un crecimiento excesivo de tejido en las hojas, tallos, tubérculos y frutos, parecido a una costra que cubre una herida. Las lesiones resultantes forman manchas en la superficie de las hojas y en la pulpa de los frutos. A medida que la infección prospera, las hojas se agujerean, se curvan y caen prematuramente. Los frutos se pudren por completo, lo que inhibe su crecimiento y los hace incomestibles. Esta infección puede introducirse en un campo de cultivo mediante la siembra de semillas infectadas o a través de esporas transportadas por el viento, el agua o los propios trabajadores del campo. Una vez que la sarna está presente, puede sobrevivir al invierno y ser difícil de eliminar. Puede aparecer temporada tras temporada si no se pone remedio. Existen varios fungicidas comerciales para combatirla.

Las pulverizaciones regulares con ajo durante la temporada de crecimiento pueden evitar que la sarna destruya plantas y frutos.[160] Utilizando la receta de agua de ajo (véase la página 138) o la que combate los hongos (véase la sección anterior), se puede matar el hongo responsable de la infección. Este método evita el uso de productos químicos nocivos que pueden afectar a otras plantas, insectos beneficiosos, animales domésticos e incluso niños.

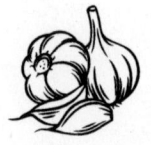

89. SERPIENTES

—

Las serpientes son una parte importante del ecosistema, pues mantienen a raya a ratones, pájaros, ranas, insectos, larvas y otras plagas. Por desgracia, mucha gente se siente incómoda o les tiene aversión, aunque la mayoría no suponga una amenaza. La mayoría de las serpientes no son venenosas y evitan los encuentros con los humanos, pero es importante conocer las dañinas que viven en tu zona. Un encuentro accidental puede provocar una mordedura dolorosa, que puede derivar en una infección secundaria. Incluso puede poner en peligro la vida, sobre todo si la sufren niños y animales domésticos.

Mantener a las serpientes alejadas del jardín y de la casa es una preocupación para muchos. A las serpientes les gusta esconderse en la hierba alta, los montones de leña y entre la vegetación. Si se pone remedio, las serpientes se verán obligadas a desplazarse. Asegúrate de sellar todas las aberturas de la casa, el garaje y las dependencias, porque las serpientes saben encontrarlas y se trasladan al interior en busca de comida o para anidar. Si una serpiente se instala en casa o en el jardín, se puede llamar a un experto para que la saque de forma segura y respetuosa. También hay trampas para serpientes que pueden utilizarse en interiores. Una vez capturada, hay que trasladarla a otro hábitat adecuado.

Para evitar este problema, puedes utilizar ajo para disuadir a las serpientes de entrar en tu propiedad. Mezcla en cantidades iguales ajo machacado y sal gema. Echa un poco de esta pasta alrededor de las zonas donde aniden. Pulverizar agua de ajo (véase la página 138) alrededor de ventanas, puertas, espacios de acceso o en el propio perímetro de la casa y la propiedad también debería repeler a las serpientes y obligarlas a encontrar hábitats más agradables. Si llueve, asegúrate de volver a aplicar la pasta o el espray.

90. TENIAS

Las tenias son parásitos intestinales que infectan a animales y humanos. Ingerir alimentos o agua contaminados que contengan sus huevos microscópicos o entrar en contacto con tierra infestada y tocarse la boca es una forma segura de contraerlas. Si se ingieren los huevos, estos se convierten en larvas en el intestino y luego se desplazan a otros tejidos, normalmente el hígado y los pulmones, y se convierten en quistes. Pueden alcanzar hasta quince metros de largo y vivir más de veinte años. Muchas personas con infecciones intestinales no presentan síntomas. Otras experimentan náuseas, diarrea, debilidad, pérdida de peso y dolor abdominal. Si los quistes se han desarrollado en otros órganos del cuerpo, la persona puede presentar fiebre, bultos quísticos o reacciones alérgicas. Incluso se han dado casos de convulsiones con infecciones graves. Una vez diagnosticada, se recetan medicamentos orales para matar las tenias adultas. Si se han formado quistes, puede ser necesario drenarlos o extirparlos mediante cirugía.

El derrame de larvas vivas durante la extirpación quirúrgica de los quistes de tenia es una de las principales causas de reaparición. Para evitarlo, cuando se extirpan quirúrgicamente los quistes, los médicos suelen inyectar medicación para destruir las larvas. Pero, en la actualidad, no existe ningún medicamento para los quistes de tenia que sea a la vez seguro y eficaz. Se ha descubierto que las flores de ajo matan las larvas de tenia en los quistes y pueden utilizarse para detener su crecimiento y prevenir la reinfección durante la cirugía. En un estudio se expusieron larvas de tenia de quistes encontrados en el hígado de ovejas a diferentes concentraciones de flores de ajo. Después de diez minutos de exposición a la concentración más alta, el 67 % de las larvas murieron y, después de 180 minutos, el 98 %.[161] El extracto de flores de ajo parece ser un potente destructor de larvas de tenia y puede utilizarse para reducir en gran medida el riesgo de recurrencia en los seres humanos sometidos a cirugía de extirpación de quistes de tenia.

91. TOPOS

Los topos son mamíferos subterráneos que suelen alimentarse de insectos, gusanos y otros artrópodos que viven en el suelo. Las plantas y semillas constituyen solo un pequeño porcentaje de su dieta, pero siguen siendo muy perjudiciales para el césped y los jardines debido a los túneles que excavan.

Algunos de los túneles son poco profundos y parecen tubos que discurren justo por debajo de la hierba. Sin embargo, pueden causar grandes daños muy rápidamente, ya que los excavan a una velocidad de unos seis metros por hora. También pueden aparecer montículos de tierra con apariencia de pequeños volcanes. Son buenos indicadores de los lugares donde se alimentan los topos. Otros túneles son algo más profundos, a unos 25 centímetros de la superficie, y sirven de vía principal por la que viajan desde sus madrigueras subterráneas hasta sus zonas de alimentación cerca de la superficie.

Los repelentes típicos son aparatos de vibraciones sónicas, ultrasónicas y electrónicas. Pueden funcionar, pero son caros y requieren mantenimiento. También se utilizan repelentes químicos, pero también tienen sus inconvenientes. Pueden no ser seguros para los animales domésticos, los niños, la fauna silvestre u otras plantas. Atrapar y reubicar a los topos es una forma eficaz de eliminarlos de una zona. A menudo se requiere la ayuda de un profesional que pueda atrapar y trasladar al topo a un lugar donde pueda prosperar sin convertirse en una plaga para otro propietario.

Un método barato para disuadir a los topos de invadir las zonas de césped y jardines es utilizar ajo. Los topos tienen un olfato muy desarrollado, por lo que los olores fuertes, como el del ajo, les resultan molestos. Abandonarán la zona para evitar el olor. Se pueden introducir dientes de ajo enteros pelados o machacados en los túneles y montículos. Los topos abandonarán estos túneles y construirán otros nuevos, a ser posible lejos. Si siguen excavando en la zona, continúa haciéndolo hasta que se hayan marchado. Rociar con agua de ajo el suelo de sus lugares de alimentación también los animará a marcharse.

REPELENTE DE AGUA DE AJO
- 3,5 l de agua
- 5 o 6 dientes de ajo picados

1. Hierve el agua. Apaga el fuego y añade los dientes de ajo. Deja que el ajo infusione en el agua durante unos 20 minutos.
2. Retira del fuego y saca el ajo picado del agua. Pasa el agua a una botella pulverizadora. Rocía la tierra de los montículos y las aberturas de los túneles con esa agua.

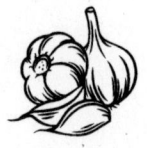

CAPÍTULO 4

OTROS USOS EXTRAORDINARIOS

—

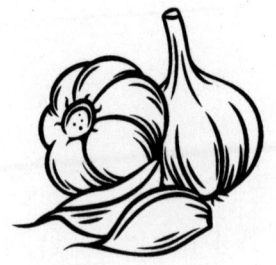

92. AFRODISIACO

—

El término *afrodisiaco* tiene su origen en Afrodita, la diosa griega del amor. A lo largo de los siglos, se han utilizado productos vegetales y animales para aumentar el deseo sexual y, a su vez, mejorar el rendimiento y el placer en este terreno. Los afrodisiacos naturales inherentes a nuestra constitución física son las feromonas, sustancias químicas que produce el cuerpo y cuyo aroma atrae inconscientemente a otras personas desencadenando respuestas fisiológicas y de comportamiento. Se pueden complementar con alimentos y otros agentes para aumentar el deseo y la atracción.

Se dice que el ajo es un potente afrodisiaco y, de hecho, se ha utilizado durante siglos para aumentar la libido. Ahora bien, ambas personas deben tomarlo: el ajo deja un fuerte olor en el aliento, pero es mucho menos perceptible si el aliento de la otra persona también huele a ajo. Para que la situación sea más agradable, consume hojas de menta, lechuga cruda o manzanas crudas[162] después de tomar ajo para neutralizar los compuestos causantes del olor.

Quizá la fama del ajo se deba a un efecto más fisiológico. Los hombres con aterosclerosis tienen placas que obstruyen las arterias. Esto reduce el flujo sanguíneo, incluido el que llega al pene, y debilita las erecciones. Los hombres que consumieron altas dosis de ajo en polvo redujeron el volumen de su placa hasta en un 18 %.[163] En consecuencia, la sangre fluye mejor a las zonas donde se necesita. La hipertensión arterial también afecta a la calidad de las erecciones. Altera la elasticidad de los vasos sanguíneos, de modo que la sangre entra en el pene más despacio y sale más deprisa de lo habitual. El ajo puede ayudar a reducir tanto la presión arterial sistólica como la diastólica.[164]

93. ASTILLAS

Las astillas, ya sean de madera, metal, cristal o cualquier otro material, son fragmentos afilados que penetran en la piel. Las situaciones más habituales en las que pueden clavarse astillas son caminando descalzo por una terraza de madera o limpiando cristales rotos. Las astillas son dolorosas y pueden sangrar. A menudo son visibles bajo la piel, pero algunas se incrustan profundamente en el tejido y se necesita que un médico las extraiga.

Las astillas poco profundas pueden extraerse en casa con unas pinzas. Agarra el extremo de la astilla con las pinzas y tira suavemente en la dirección opuesta desde la que el fragmento entró en la piel. Si esto no funciona, o si aún queda un trozo de la astilla bajo la piel, se necesitará otro método.

Aplica una fina capa de un aceite base, como el de almendras o jojoba, para proteger la piel. Coloca una capa de ajo crudo en láminas. Sujeta el ajo con cinta adhesiva o una venda. Pasadas unas horas, mira debajo del ajo. No te preocupes si la astilla aún no ha salido: el tiempo de reacción de cada persona es único. Pero, con el tiempo, la astilla debería salir de la piel. Una vez que la astilla haya salido a la superficie, retírala suavemente con unas pinzas. Algunas personas son sensibles al ajo crudo sobre la piel y pueden experimentar una sensación de quemazón. Si es tu caso, no utilices este método.

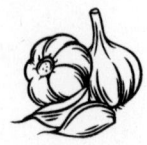

94. CEBOS Y SEÑUELOS DE PESCA

—

La pesca puede ser un trabajo, un pasatiempo o una experiencia de tiempo compartido con amigos. Puede proporcionar alimento o simplemente una forma de desconectar y relajarse. Para la mayoría, el objetivo final es pescar tantos peces como sea posible (o esté permitido) y para ello se necesita un cebo adecuado. Un buen cebo atraerá a los peces para que muerdan el anzuelo, pero cada pez prefiere un cebo distinto. Los cebos naturales o vivos son formas eficaces de capturar peces por su olor, textura y color familiares. Las lombrices son uno de los cebos vivos más conocidos y utilizados. Las sanguijuelas y los pececillos también se utilizan y pueden comprarse en tiendas. Para ahorrar dinero, intenta encontrar caracoles, mejillones, almejas o insectos como escarabajos y orugas. Otra opción es utilizar un señuelo artificial. Hay cientos de ellos. Están hechos para atraer a los peces y sus movimientos, colores y formas imitan a las presas.

Ambos tipos de señuelos tienen sus inconvenientes: los artificiales pueden ser caros y manipular cebos naturales vivos no es una tarea agradable para los más aprensivos. El ajo es una alternativa poco habitual, recomendada por algunos pescadores, porque los peces se sienten muy atraídos por su fuerte olor. Incluso hay varios productos con aceite de ajo que se comercializan como espráis para cebos y señuelos. Se supone que son muy eficaces con la trucha —incluida la arcoíris— y el salmón. Algunos señuelos artificiales llevan olor a ajo impregnado a través del plástico con el que están fabricados. El ajo también enmascara los olores humanos que quedan en los señuelos tras su manipulación. Si quieres fabricar en casa tus propios cebos de ajo, prueba las siguientes recetas.

AJO EN ESPRAY PARA SEÑUELOS DE PECES
- ½ vaso de aceite de oliva
- ¼ de vaso de ajo en polvo

1. Mezcla los dos ingredientes en un tarro para crear una papilla.
2. Los señuelos de plástico blando pueden empaparse durante unas horas antes de salir a pescar o pasar la mezcla a un pulverizador, rociar los señuelos y dejar secar.

CEBO DE AJO
- 1 cucharada de vaselina
- 1 cucharadita de ajo en polvo

1. Mezcla bien los dos ingredientes.
2. Extiende una fina capa sobre el cebo (o señuelo) antes de pescar.

95. CORONAS DE FLORES
—

Las coronas de flores a lo largo de la historia dan una idea de la cultura y la tradición de cada época. Griegos y romanos hacían coronas en forma de anillo con ramitas, frutas, flores y hojas. Se llevaban en la cabeza y representaban estatus, ocupación, rango u otros logros. Hoy en día, las diademas de laurel se entregan a los estudiantes que se gradúan en todo el mundo para representar su éxito académico. También ocupan un lugar destacado en la historia cristiana. Las coronas de Adviento, hechas con ramas de hoja perenne y cuatro velas, recuerdan a los fieles que debían conmemorar el nacimiento de Jesús y prepararse para su eventual regreso. Colgar coronas navideñas se ha convertido en una tradición en muchos hogares. Aunque la mayoría sigue utilizando ramas frescas de hoja perenne, los diseños de las coronas se han vuelto más elaborados y coloridos. Hoy en día, la exhibición de coronas es habitual en muchas ocasiones especiales y pueden colocarse en cualquier lugar de la casa. Se hacen con follaje natural o artificial, telas, frutas, flores o bayas, y cualquier otra cosa que se pueda encontrar en una tienda de manualidades. Algunas son pequeñas y se utilizan como candelabros, mientras que otras son grandes y se cuelgan en la chimenea. Pueden ser elegantes o anticuadas, informales o formales. Sea cual sea el estilo, las coronas de flores son una decoración popular que encaja en cualquier ocasión.

Los elementos naturales de una corona transmiten una sensación fresca, orgánica y hogareña. El ajo puede colocarse en coronas para añadir luz, forma y textura, y equilibrar el uso de elementos artificiales. También puede utilizarse para crear una corona totalmente de ajo.

SENCILLA GUIRNALDA DE AJOS
- Anilla de alambre de 30 cm
- Periódico
- Alambre
- Bulbos de ajo

1. Arruga el periódico y envuélvelo alrededor del aro de alambre hasta cubrirlo por completo.
2. Asegura el papel en su sitio repitiendo el proceso con el alambre. Asegúrate de retorcer los dos extremos del alambre cuando se junten para que se mantenga en su sitio.

3. A continuación, perfora el centro de tres cabezas de ajo con un alambre. Deja unos centímetros de alambre en ambos extremos. Coloca los bulbos alrededor de la corona de alambre y enrolla bien los extremos del alambre por detrás para evitar que se vean.
4. Repite este proceso hasta que el círculo completo de la corona esté adornado con bulbos de ajo. Intenta colocar los bulbos más pequeños en el interior y los más grandes en el exterior. Así conseguirás un aspecto más uniforme.

Nota: Al principio, esta corona tendrá un fuerte olor a ajo, pero desaparecerá con el tiempo. Para evitarlo, utiliza pegamento en lugar de alambre para fijar los bulbos.

96. CRISTALES AGRIETADOS
—

Las pequeñas grietas en ventanas, puertas de ducha, cristales de mesa o espejos empiezan como líneas finas, parecidas a venas, que pueden extenderse y agrandarse con el tiempo. El cristal agrietado puede cortar la piel si se toca y puede romperse si se aplica presión. Plantea un problema de seguridad en el hogar y debe subsanarse de inmediato. El ajo puede utilizarse para estabilizar las grietas en el cristal y evitar que se extiendan.

Machaca un diente de ajo y frota el líquido pegajoso y viscoso directamente sobre la grieta. Aplícalo por ambos lados del cristal si la grieta ha penetrado bastante. Deja secar y vuelve a repetir la operación si es necesario. El jugo de ajo adherirá las dos caras del cristal y evitará o ralentizará daños mayores.

97. DECORACIONES FESTIVAS

—

Las fiestas y festivales son, en cualquier momento del año, un momento de celebración, de reunión con la familia y los amigos. Cada uno tiene sus propias decoraciones temáticas con combinaciones de colores únicas, como el rojo y el verde para Navidad y el naranja y el negro para Halloween. Puede ser un soplo de aire fresco tener decoraciones nuevas que colocar en lugar de las mismas año tras año, sobre todo si son caseras y únicas. Los bulbos de ajo son el punto de partida perfecto para crear bonitos y divertidos complementos.

Para San Valentín, pinta dos bulbos de ajo enteros de rojo. Ponle ojos saltones a cada uno, dibuja pestañas en una y sonrisas en los dos. Coloca esta bonita pareja sobre una mesa donde se puedan ver fácilmente. Se pueden hacer decoraciones similares para otras celebraciones. Para Navidad, haz caras de duendes con bulbos de ajo, pintura y rotuladores. Sé creativo y añade gorros u orejas de fieltro en forma de cono. Para Halloween, los bulbos pueden pintarse de naranja y la punta del tallo de verde. Utiliza un rotulador negro para dibujar una cara en la pequeña *calabaza* de ajo. Estos adornos solo pueden utilizarse para el año en que se elaboran y no deben guardarse para el año siguiente. Habrá que hacer otros nuevos, ¡pero eso es parte de la diversión!

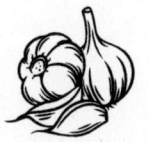

98. ESPRAY DESINFECTANTE
—

Existe una gran cantidad de productos que se promocionan como agentes de limpieza para destruir gérmenes y hacer brillar encimeras, fregaderos y ventanas. Dejando a un lado las afirmaciones milagrosas, no es de extrañar que muchos de los productos que contienen sean compuestos tóxicos que dañen la salud y el medio ambiente. Algunos contienen carcinógenos conocidos, formaldehído y otros compuestos altamente tóxicos que causan daños reproductivos, neuro-tóxicos y respiratorios. Estas sustancias químicas pueden acumularse en nuestro organismo con el tiempo y desen-cadenar enfermedades. Cuando las instrucciones de uso in-cluyen el uso de gafas y guantes de seguridad y afirman que la inhalación podría ser perjudicial o mortal, lo ideal es evi-tarlos. Solo el 7 % de los productos de limpieza enumeran todos sus ingredientes; incluso los que dicen ser naturales o ecológicos pueden ser tóxicos.

Puedes preparar en casa un sencillo espray desinfec-tante nada tóxico con una breve lista de ingredientes de uso común. Es seguro para ti, tu familia, tus mascotas y el medio ambiente. Esta solución destruirá los gérmenes y eliminará la suciedad y los residuos de las superficies. Puede utilizarse en tablas de cortar, encimeras (pero no de mármol o granito), ventanas, fregaderos, microondas, azu-lejos y acero inoxidable.

ESPRAY DESINFECTANTE
- 1 vaso de agua
- 1 vaso de vinagre de sidra de manzana
- 6 dientes de ajo picados
- 20 gotas de aceite esencial de naranja silvestre, eucalipto o lavanda (opcional)

1. Mezcla el agua, el vinagre y los dientes de ajo. Añade el aceite esencial, si lo quieres incluir. Esto potenciará el poder limpiador y desinfectante y mejorará el aroma.
2. Déjalo reposar durante una hora antes de usarlo. Pulveriza sobre las superficies y limpia con un paño de microfibra limpio.

99. LAZO DECORATIVO

A lo largo del año se hacen regalos para conmemorar ocasiones especiales, logros personales o cualquier otro acontecimiento que merezca reconocimiento. Un regalo bien envuelto demuestra el cuidado y el esfuerzo que se ha puesto en elegir lo que se le ofrece al destinatario, sobre todo cuando el diseño es artesanal y único.

En lugar de poner un lazo cualquiera sobre el regalo, coloca dos o tres cabezas de ajo juntas y ata los tallos con un cordel. Este toque orgánico queda de maravilla con un envoltorio de arpillera, lienzo, lino o papel de estraza. Por último, añade unos ramitos de hierbas frescas a la cabeza de ajo para darle un toque de color y una etiqueta de regalo personalizada para completar el conjunto.

100. MAREO
—

El mareo es algo que casi todo el mundo ha experimentado en algún momento de su vida. Los desplazamientos marítimos con vientos fuertes y aguas agitadas generan movimientos de arriba abajo, de lado a lado o circulares que en algunos casos provocan mareos intensos, sudores fríos, náuseas y vómitos. Se produce cuando los ojos, el cuerpo y el oído interno envían mensajes contradictorios al cerebro. Los medicamentos suelen recetarse en forma de pastillas o parches, pero pueden causar somnolencia, sequedad de boca, visión borrosa y desorientación.

Un método natural contra el mareo es masticar dientes de ajo antes y durante el viaje. Es importante hacerlo con antelación. Tomar ajo una vez que comienzan las náuseas probablemente no ayudará. Esta solución puede ser más apropiada para quienes navegan en embarcaciones más pequeñas con familiares y amigos, a quienes no les importará tanto el aliento a ajo, pues sabrán que estás evitando sentirte mal. Sin embargo, en barcos más grandes con muchos desconocidos, puede que los pasajeros que te acompañen no sean tan indulgentes y se alejen de ti. El lado positivo es que dispondrás de mucho espacio para disfrutar del paisaje.

101. PEGAMENTO
—

Las colas se utilizan desde hace miles de años: se han encontrado en productos antiguos, desde muebles de madera egipcios hasta suelos de baldosas romanos y griegos. Las colas antiguas derivaban de compuestos orgánicos con propiedades pegajosas capaces de mantener unidas las superficies. Las primeras colas se fabricaban con colágeno extraído de la piel, los huesos y otros tejidos conectivos. Más tarde se descubrieron otras proteínas animales pegajosas, como la caseína de la leche y la albúmina de la sangre. Las plantas también tienen compuestos adhesivos. El agar, la algina y la goma arábiga son algunas de las sustancias extraídas de las plantas que se han utilizado para fabricar pegamento. Hace siglos, los pintores italianos utilizaban el ajo como agente adhesivo en sus pinturas murales y de caballete.[165] Hoy en día, el pegamento se utiliza en innumerables aplicaciones e incluso ha encontrado un lugar en el mundo de la medicina, sustituyendo a los puntos de sutura para cerrar heridas.

El pegamento se puede encontrar con facilidad y es relativamente barato, pero los pegamentos que más se usan en casa suelen ser a base de petróleo o disolventes, con una retahíla de sustancias químicas nocivas entres sus ingredientes que pueden causar irritación cutánea y respiratoria. Para evitar estos problemas, se puede fabricar un simple pegamento de ajo machacando un diente de ajo y utilizando el jugo. Funciona de maravilla en papel, así que, si un sobre viejo ha perdido la goma, añádele jugo de ajo para sellarlo. Los niños se pueden beneficiar especialmente del uso de este pegamento ecológico en sus proyectos artísticos. Los padres pueden dejarlos trabajar libremente sin temor a reacciones adversas por toxinas nocivas.

SALUD

BIENESTAR

PLAGAS

OTROS USOS

NOTAS